生理学実習 NAVI

別冊
実習ノート付

第3版

大橋 敦子 監修

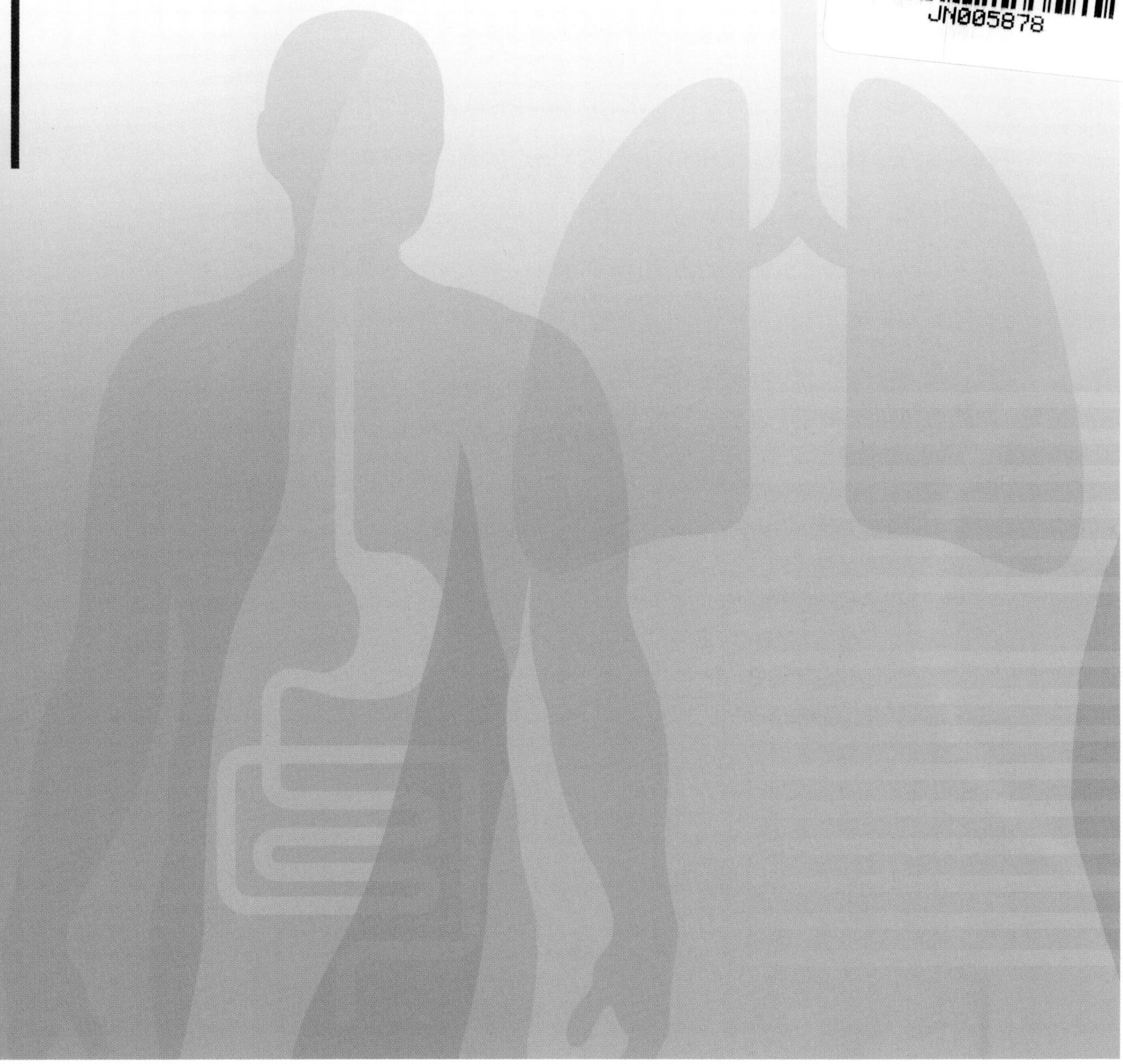

医歯薬出版株式会社

監修・執筆一覧

〈監　修〉

大橋敦子　OHASHI, Atsuko　北海道医療大学　薬学部

〈執　筆〉　アルファベット順

鍵谷方子　KAGITANI, Fusako　人間総合科学大学

上村英記　KAMIMURA, Hideki　常葉大学　健康柔道整復学科

金澤佑治　KANAZAWA, Yuji　北陸大学　医療保健学部

森田恵子　MORITA, Keiko　大東文化大学　スポーツ・健康科学部　看護学科

二本松明　NIHONMATSU, Akira　北海道鍼灸専門学校

齋藤光代　SAITO, Mitsuyo　蕨戸田市医師会看護専門学校

下井俊典　SHIMOI, Toshinori　国際医療福祉大学　理学療法学科

志村まゆら　SHIMURA, Mayura　筑波技術大学　保健科学部　保健学科

鈴木敦子　SUZUKI, Atsuko　健康科学大学

鈴木郁子　SUZUKI, Ikuko　日本保健医療大学　理学療法学科

内田さえ　UCHIDA, Sae　東京都健康長寿医療センター研究所

This book is originally published in Japanese
under the title of：

SEIRIGAKU JISSYU NAVI

（A Guidebook for Student Practical Experiments in Physiology）

Editor：

OHASHI, Atsuko
Associate Professor, Health Sciences University of Hokkaido

ISHIYAKU PUBLISHERS, INC.
7-10, Honkomagome 1 chome, Bunkyo-ku,
Tokyo 113-8612, Japan

第３版の出版にあたって

本生理学実習書第２版が出版されてから約６年が経過した．パンデミックが発生し，日本の教育現場でも大きな混乱が長く続いたが，どのような状況でも学びを守るために淡々とできることを進める大切さを実感した日々であった．

医療の進歩に伴って，医療者の扱う機器はますます複雑化している．一方ではボタン一つで心拍数，血圧などさまざまな身体の状態が数値で分かる時代になった．生理学は身体の働きを理解する学問であり，将来医療に携わる学生は生理学の学びを通して，数値に顕れる身体の状況を理解することが大切である．

第３版では，身近なものを使って身体の仕組みを理解する方法を紹介した．ちょっとした工夫で，人体の機能に関して実践的な考え方を学ぶ実習を行ってもらえたら嬉しく思う．また機器や試薬を使う上での注意事項を追加し，安全に実施できるよう注意を喚起した．

本書の刊行にあたって終始ご尽力いただいた医歯薬出版株式会社の諸氏に深く感謝の意を表する．

2022 年 12 月　監修・執筆者一同

第 2 版の出版にあたって

本生理学実習書第 1 版が出版されてから約 10 年になる．医学や看護，理学療法，作業療法，鍼灸，柔道整復，運動学，栄養学，心理学，薬学などの学問分野では，共通してその基礎となる人体の生理学の理解が必須となる．本書第 2 版は，各分野で実践的に実習を行っている先生方の新たな参画のもと，学生が実習を通して人体の生理学を分かりやすく学ぶことができるよう，全面的に改訂を行った．既存の実習内容を見直すとともに，新たに 5 項目を追加し，将来医療や保健の現場で活躍する際に役立つ内容を充実させた．一方で，昨今の世界の医学生理学実習の情勢を考慮して，実験動物を用いた実習を取りやめることとした．ヒトを対象とした実習においても，被験者の負担にならないよう，継続が難しい場合は直ぐに途中で中止する心構え，感染予防など，倫理的な配慮を十分にしてもらいたい．実際に本書の実習項目を行うに当たって，各医療・保健関連分野の学生実習での実践例の一覧を示したので，参考にしてほしい．第 1 版から好評を得てきた分かりやすい図表や解説，結果を記入できる表，レポートのポイントや設問は，そのままの形式を保ちつつ内容を見直したので，引き続き活用してもらいたい．本書に紹介した実習機器，薬品などで入手困難なものは適宜代用し，人体の機能に関して実践的な考え方を学ぶことに主眼をおいた実習を行ってもらいたい．

本書の執筆にあたり，次頁の書籍をとくに参考にさせていただいたので，ここに感謝の意を表したい．本書の刊行にあたって終始ご尽力頂いた医歯薬出版株式会社の諸氏に深く感謝の意を表する．

2016 年 12 月　監修・執筆者一同

はじめに（初版の序）

本生理学実習書はコメディカルの分野の学生が実習を通して生体の仕組みを深く理解できるように作成したものである．生理学で扱う項目をほぼ全て網羅した 18 項目の実習を用意した．そのうち約半数は特別な測定器が無くても出来るように配慮した．また，実習の内容を分かりやすくするために，説明を簡潔にし，図表を多くした．実習の基礎となる知識を〈サイドメモ〉として加えたり，実習を行いながら結果を記入できる別冊を用意し使いやすいものに工夫してあるので，是非活用してもらいたい．レポートのポイントや設問は，実習内容を考察するのに役立つものである．

さらに発展実習では，実験動物を用いて，メカニズムをより深く理解できる内容を 6 項目用意した．発展実習を行うにあたっては実験動物の取り扱いに倫理的な配慮を十分にしてもらいたい．

本書の執筆にあたり，下記の書籍をとくに参考にさせていただいたので，ここに感謝の意を表したい．本書の作成にあたり親身になって様々なアドバイスをして頂いた医歯薬出版株式会社の竹内大氏に深く感謝の意を表する．

2007 年 2 月　執筆者一同

参考図書（アルファベット順）

1. International Union of Physiological Sciences 編：A Source Book of Practical Experiments in Physiology Requiring Minimal Equipment, World Scientific Pub Co Inc, 1991.
2. 金井正光監修：臨床検査法提要（改訂第 34 版），金原出版，2015.
3. 文部科学省ホームページ：一般定期健康診断検査方法の手引き等の送付について，元国政福第四五号，平成元年 12 月 21 日
(URL：http://www.mext.go.jp/b_menu/hakusho/nc/t19891221001/t19891221001.html)
4. 日本生理学会編：生理学実習書　改訂第 2 版，南江堂，1983.
5. 日本生理学会編：新・生理学実習書，南江堂，1991.
6. 日本生理学会教育委員会監修：新訂・生理学実習書，南江堂，2013.
7. 小澤瀞司，福田康一郎監修：標準生理学 第 8 版，医学書院，2014.
8. Schmidt RF 編（岩村吉晃，酒田英夫，佐藤昭夫，豊田順一，松裏修四，小野武年　訳）：感覚生理学，改訂第 2 版，金芳堂，1989.
9. 佐藤昭夫，佐伯由香・編：人体の構造と機能，医歯薬出版，2002.
10. 佐藤昭夫，佐藤優子，五嶋摩理：自律機能生理学，金芳堂，1995.
11. 佐藤優子，佐藤昭夫，内田さえ，鈴木敦子，原田玲子：生理学　第 2 版，医歯薬出版，2003.
12. 鈴木郁子編著：やさしい自律神経生理学 命を支える仕組み，中外医学社，2015.
13. 田崎義昭，斎藤佳雄：ベッドサイドの神経の診かた 第 16 版，2004.
14. 柳澤信夫，柴崎浩：神経生理を学ぶ人のために　第 2 版，医学書院，1997.

辞典など
1. 相川直樹ら：医学大辞典，第 18 版限定版，南山堂，2001.
2. 最新医学大辞典編集委員会　編：最新医学大辞典，第 3 版，医歯薬出版，2005.

図表の引用文献

1）佐藤優子他著：生理学，第 2 版，医歯薬出版，2003 より改変
2）佐藤昭夫他著：自律機能生理学，金芳堂，1995 より改変
3）佐藤昭夫他編：人体の構造と機能，医歯薬出版，2002 より改変
4）Guyton（1976）および Witzleb（1989）に基づく，Schmidt RF 著：コンパクト生理学，医学書院，1997 より
5）日野志郎他著：血液検査学，医歯薬出版，2001 より
6）Aschoff, Wever（1958）に基づく，佐藤昭夫他編：人体の構造と機能，2002 より
7）Hardy 他（1938）に基づく，佐藤昭夫他編：人体の構造と機能，2002 より
8）佐藤昭夫他：クリニカルニューロサイエンス 14：8, 1996 より
9）Weber, Landois（1835）に基づく，Schmidt RF 編：感覚生理学，改訂第 2 版，金芳堂，1989 より改変
10）Schmidt RF 編：感覚生理学，改訂第 2 版，金芳堂，1989 より
11）Schmidt RF, Thews G 著：スタンダード人体生理学，シュプリンガー・フェアラーク東京，1994 より改変
12）Altner, Boeckh（1989）に基づく，Schmidt RF 著：コンパクト生理学，医学書院，1997 より
13）Schmidt RF 著：コンパクト生理学，医学書院，1997 より
14）DIN 45 630 に基づく，Schmidt RF 著：コンパクト生理学，医学書院，1997 より
15）田中（1986）に基づく，佐藤昭夫：クリニカルニューロサイエンス 9：1160, 1991 より

目　　次

サイドメモ

キーワード索引

生理学実習の注意事項

1）実習前の準備

(1) あらかじめ実習書を読み，各々の実習の目的，手順，実習の意義などを理解しておく．

(2) 教科書などを調べて結果を予想しておく．

(3) 各実習で修得すべき専門知識，専門技術をあらかじめまとめておく．

2）実習中の注意事項

(1) 被験者に苦痛等を与えないよう，最大限の配慮を持って実験を行う．

(2) 器具，測定機器は大切に扱う．

(3) 実験中，ガラス器具や針などを使用する場合には，取り扱いに十分に注意する．

(4) 実習終了後，使用した器具の洗浄，テーブルの清掃などを行う．機器を使用前の状態に戻す．

レポートの書き方

1）レポートの形式

(1) 使用用紙：A4

(2) レポート：ペン書き（ボールペンなど）あるいはワープロで作成し，印刷する．

1枚目は表紙にする．表紙には，実習項目，学科，学籍番号，氏名，共同実習者，実習年月日，時間，場所，室温などを記載する．別冊の生理学実習レポート表紙をコピーして用いても良い．

2）レポート記載の要領

以下の項目について，簡潔に記載する．

(1) **目的**:どのような生体現象を理解するために,どのような実験手段を用いて何を行ったかを記載する．

(2) **方法**:実験対象となった被験者の性別や年齢，使用した器具，手順などを記載する．

(3) **結果**：実習で得られたデータを順序よく整理して記述する．データによってはさらに平均値などを計算し，表やグラフに表示し，文章でもまとめる．

(4) **考察**：① 実験結果から，その意味を考察する．② 生理機能には個体差があることを理解する．③ 全体を通して健康成人では生理機能の測定値がある範囲内にあることを理解する．④ 教科書に記載されているような結果が得られなかった場合や失敗した場合には，その原因をよく考察する．⑤ 実験の臨床的意義を考える．

(5) **設問に対する解答**：設問に答え，実習内容の理解を深める．

(6) **参考図書**：レポートを書くにあたり参考にした図書を記載する．

3） 実習レポートの作成例

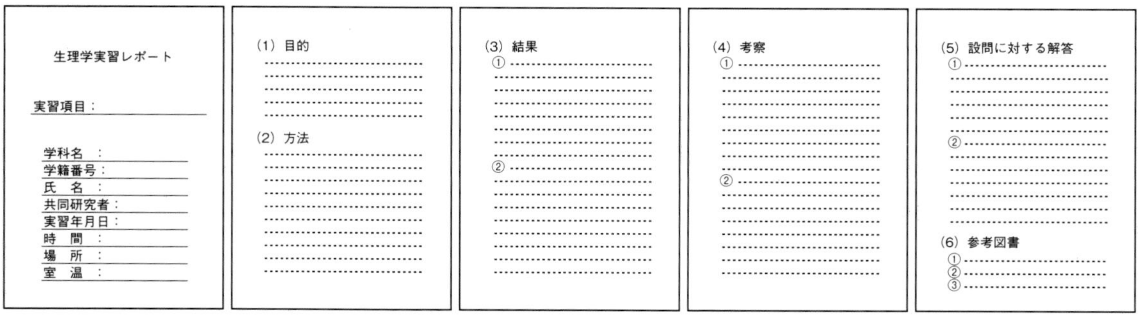

各分野での実習項目の実践例

	実習項目	PT	OT	鍼灸	柔整	看護	薬学	
実習 1	血圧・心拍数の測定①	○	○	○	○	○	○	
実習 2	血圧・心拍数の測定②	○	○	○	○	○	○	
実習 3	心電図	○	○	○	○	○	○	
実習 4	呼吸数・呼吸機能の測定	○	○	○	○	○	○	
実習 5	酸素飽和度・呼気 CO_2 の測定			○			○	
実習 6	血液の観察						○	※
実習 7	血球数とヘマトクリット値の計測						○	※
実習 8	消化液の作用			○				
実習 9	体温の測定			○	○	○		
実習 10	温熱性発汗			○		○		
実習 11	精神性発汗	○		○	○	○		
実習 12	腎臓における尿生成					○	○	
実習 13	血糖値の測定	○				○	○	※
実習 14	随意運動と表面筋電図	○	○	○				
実習 15	運動神経伝導速度	○	○	○			○	
実習 16	皮膚感覚	○	○	○	○	○		
実習 17	視覚機能の測定					○		
実習 18	味覚機能の測定					○		
実習 19	嗅覚機能の測定					○		
実習 20	聴覚機能の測定					○		
実習 21	平衡感覚機能の測定	○		○		○		
実習 22	半透膜の性質	○	○					

○：各分野でよく実施されている項目を示す.
※：医師の監督が必要な項目を示す.

生体電気現象の記録に必要な機器について

❏ 必要な機器を自分で組み合わせる場合

生体で発生する電気は小さいため，生体用アンプで増幅して記録する．増幅した電気現象を観察するにはオシロスコープ，それを記録として残すにはレコーダー（またはプリンター）も必要である．最近はレコーダーの代わりにデジタルアナログコンバーターとパソコン（およびプリンター）が用いられることが多い．

アンプ（フィルター）と記録時の横軸（レコーダーの紙送り速度）の設定の例

実習項目	増幅器			横軸
	増幅度	Low cut	High cut	
皮膚電位反応	5,000 倍 (0.2 mV)	0.3～1 Hz	3 kHz	1 mm/秒 (紙送り速度)
随意運動の表面筋電図	1,000～5,000 倍 (0.2～1 mV)	50 Hz	300 Hz	5～25 mm/秒 (紙送り速度)
神経伝導速度	100～500 倍 (2～10 mV)	30 Hz	3 kHz	2～5 ms/div※

※div：1 マス（軸目盛り）のこと．

❏ 専用の記録機器を用いる場合

心電図の記録には心電計という専用の記録機器が用いられる．その他にも，筋電図用の筋電計，種々の誘発電位を記録できる専用の検査機器もある．これらのように，特定の生体電気現象の記録に特化した機器は，操作がしやすくなっている．

また，生理学実習用としてデジタルアナログコンバーターに様々な実習に対応したソフトウェアや機器をセットにしたものも販売されている．このようなシステムは電気現象だけではなく，循環機能や呼吸機能の測定にも用いることができ，汎用性が高い．

❏ 記録電極

本実習書で紹介している生体電気現象の実習では，身体表面に電極を接触させて電気を導出する．心電図では基本的に専用の電極を用いるが，簡易心電計（モニター心電図用など）の場合はディスポーザブル電極が用いられる．その他，体表から生体電気を記録する場合は，ディスポーザブル電極が用いられることが多いが，狭い場所に装着したい場合や繰り返し使用したい場合は皿電極（銀－塩化銀電極）が適している．皿電極を装着するときは，紙テープで固定する．

いずれの場合も電極を装着する前に，皮膚を消毒用アルコールで拭いておく．心電図の場合は装着部位の皮膚に心電図検査用ペーストを塗ってから装着する．筋電図などの記録で皿電極を用いるときは，皿電極用ペーストで皿のくぼみを埋め，少し盛り上がる程度にして装着する．

また，装着部位の皮膚を前処理剤で処理すると，さらに記録状態がよくなる．

溶液の調製方法

❏溶液の濃度（質量%と容量モル濃度）

本書では，溶液の濃度として質量%（%）と容量モル濃度（mol/L）を用いる．質量%は，100 g の溶液中に溶けている溶質の質量をパーセントで表したものである．容量モル濃度は，1 L の溶液中に溶けている溶質の物質量をモルで表したものである．例えば，NaCl の分子量は 58.44 で 1 mol は 58.44 g であるので，1 mol/L 溶液を作製するには 58.44 g を 1 L の蒸留水で溶解する．

本書で用いる主な溶液の調製方法を以下に示す．蒸留水の代わりに精製水を用いてもよい．

1．生理食塩水（0.9%NaCl 溶液）

塩化ナトリウム（NaCl）9 g に蒸留水 991 g（991 mL）を加える．

2．緩衝液

酸やアルカリを少し加えても pH が変化しにくい液を緩衝液という．溶液を希釈する際に緩衝液を用いると，pH を安定に保つことができる．緩衝液は，弱酸とその塩あるいは弱塩基とその塩を混合して作成する．様々な緩衝液が知られているが，1 例を紹介する．市販の緩衝剤粉末もある．粉末を蒸留水で溶かすだけでよいので便利である．

0.1 mol/L リン酸緩衝液（pH 7.5～8.0）

無水リン酸二水素カリウム（KH_2PO_4）1.3609 g に蒸留水 100 mL を加え，溶液 A とする．リン酸水素二ナトリウム 2 水塩（Na_2HPO_4・$2H_2O$）1.7805 g に蒸留水 100 mL を加え，溶液 B とする．pH メーターで pH を測定しながら溶液 B に溶液 A を少しずつ加え，pH 7.5～8.0 にする．

3．チュルク液

酢酸 1.0 mL と 1%ゲンチアナバイオレット水溶液 1.0 mL に蒸留水を加えて 100 mL にする．

4．塩酸溶液と水酸化ナトリウム溶液

0.01 mol/L 塩酸（HCl）溶液：濃塩酸（約 12 mol/L HCl）は揮発性が高いので，防護メガネ・手袋等を着用し，ドラフト内で作業を行う．蒸留水 119 mL に濃塩酸 1 mL を加える．

0.01 mol/L 水酸化ナトリウム（NaOH）溶液：NaOH 40 mg に蒸留水を加え，100 mL にする．

実習 1 血圧・心拍数の測定①
—安静時および体位変換

目的

1）触診法および聴診法での血圧測定の原理を理解し，測定技術を習得する．
2）橈骨動脈触知による脈拍（心拍数）の測定技術を習得する．
3）静水圧が血圧に及ぼす影響を理解する．
4）血圧・心拍数の体位変換による変化を観察し，血圧・心拍数の神経性調節の仕組みを考察する．

準備

自動血圧計，水銀イメージ血圧計，聴診器，マット（またはティルト台），ストップウォッチ，メジャーを用意する．

実施

実施1-1 触診法

(1) 上腕に自動血圧計あるいは水銀イメージ血圧計のマンシェットを装着する．マンシェットの中央が上腕動脈にかかるように，かつマンシェットと皮膚の間に指が1本入る程度に巻く．マンシェットの下縁が肘窩の2～3 cm上の位置になるようにする．このとき，上着をたくし上げたりして腕を圧迫しないようにする（圧迫されていると実際より低く測定される）．
(2) 被験者は腕の力を抜き，手指を開き前腕を伸ばし，楽にする．マンシェットの中央（測定部位）と心臓の高さを同じにする．
(3) 測定者は一方の指（示指，中指，薬指）で被験者のマンシェットを巻いた側の橈骨動脈に触れながら，他方の手で自動血圧計の測定開始ボタンを押す．水銀イメージ血圧計では，他方の手で速やかに送気・加圧し，脈拍が触れなくなってからさらに20～30 mmHg高くまであげる．続いて排気弁をゆっくり開いて1脈動ごとに2 mmHgの速さで水銀柱が下がるようにする（図1-1）．
(4) 最初に橈骨動脈の拍動を感じたときの数値（最高血圧）を読む．触診法では，最高血圧しか測定できない．

実施1-2 聴診法

(1)～(2)は触診法と同じ．
(3) マンシェットを装着した側の上腕動脈を肘窩部で触知し，その部位に聴診器を軽く密着させる（図1-1）．
(4) 最初に血管音（コロトコフ音）が聞こえてきた数値（最高血圧）を読む．

(5) さらに圧が下がっていき，血管音が消失したときの数値（最低血圧）を読む.

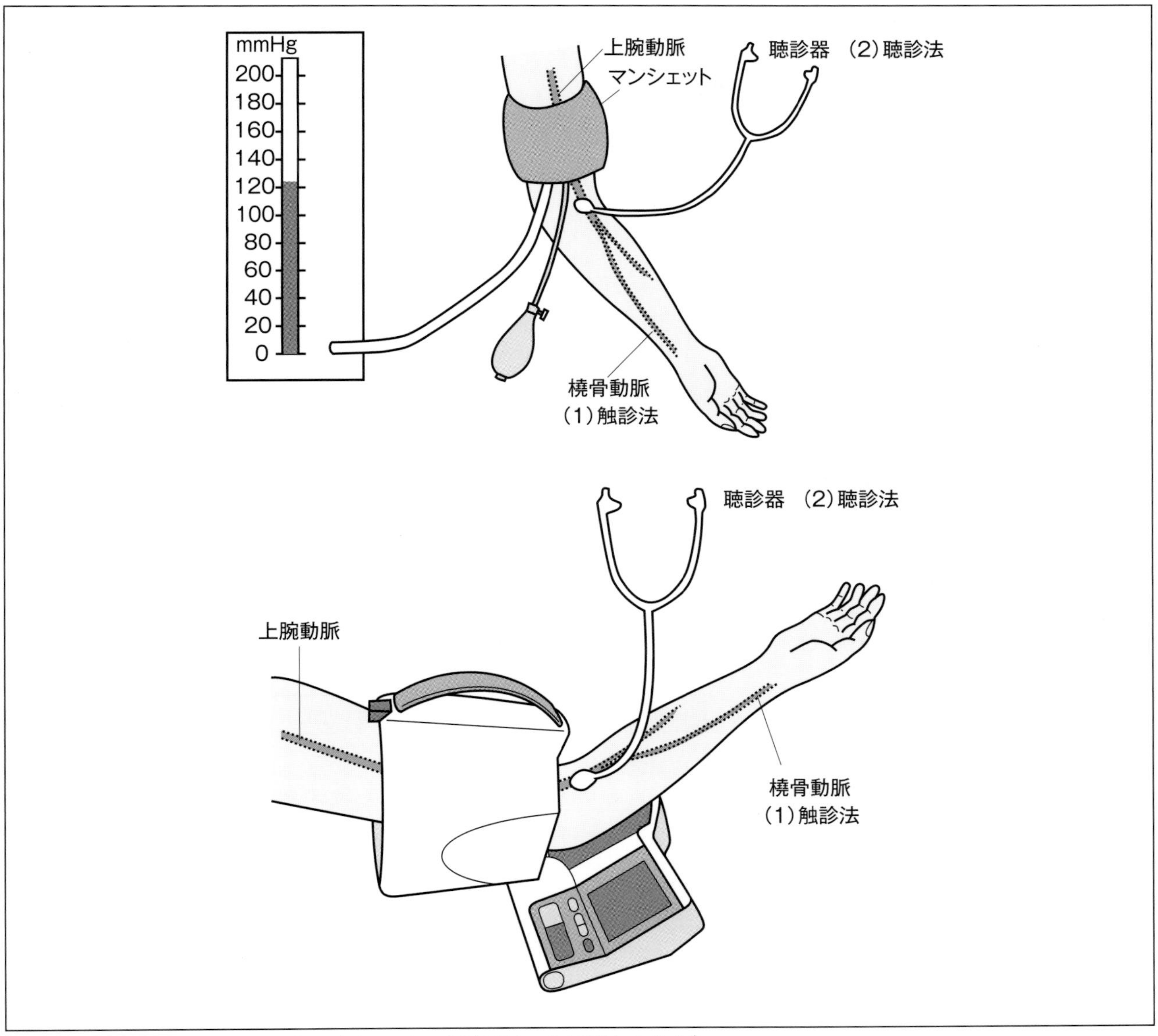

図 1-1 触診法（1）および聴診法（2）による上腕動脈の血圧測定の仕方[1)]

❏ サイドメモー1　聴診法における血圧測定の原理

一般に血圧は，上腕に巻いたマンシェットの圧（上腕動脈の圧）を測定することにより間接的に測る．まずマンシェットに空気を入れて上腕部を圧迫し，肘窩部に聴診器を当てる．マンシェットの圧が上腕動脈の圧よりも高いと，上腕動脈の血流が阻止されて音が聞こえないが，圧を徐々に下げて血液が流れ始めると，血管壁が振動して音が聞こえ出す．この時点の圧が最高血圧に相当する．ついで圧を下げていくと音が大きくなり，さらに下げるとある点で音が急激に弱まり聞こえなくなる．この時点の圧が最低血圧である（図 1-2）．

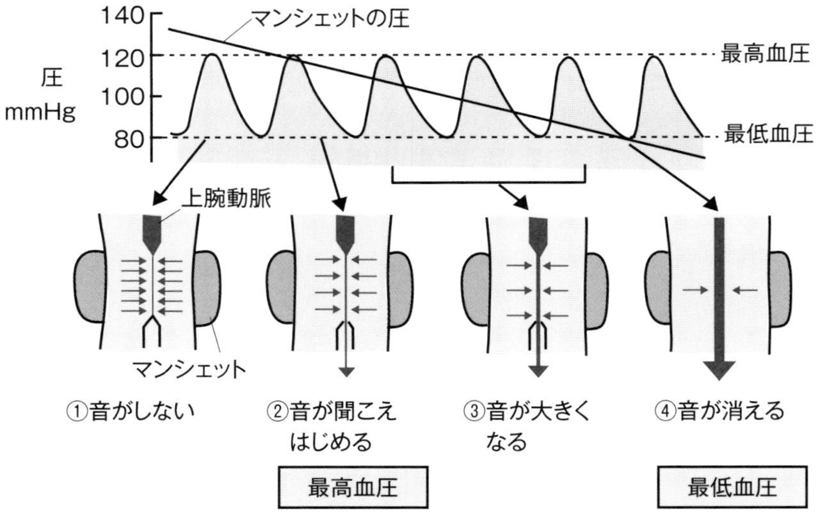

図 1-2　最高血圧と最低血圧の測定[2)]

実施1-3　安静時の血圧・心拍数

（1）被験者は椅子に座り，5 分以上安静にする．

（2）触診法で最高血圧を 3 回測定し，3 回の平均を算出する（小数点以下第 1 位を四捨五入）．

（3）聴診法で最高血圧と最低血圧を 3 回測定し，平均を算出する．最高血圧と最低血圧の平均値から，脈圧と平均血圧を算出する（図 1-3）．

脈圧＝最高血圧－最低血圧

$$平均血圧＝最低血圧＋\frac{脈圧}{3}$$

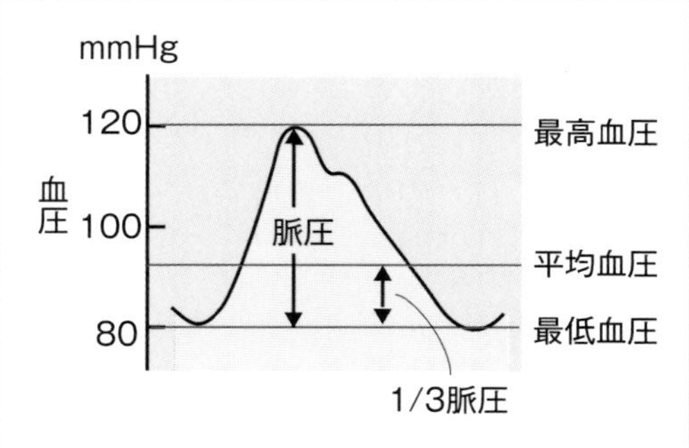

図 1-3　血圧と脈圧[1)]

（4）安静時の橈骨動脈の脈拍数を 15 秒間測定し，値を 4 倍して 1 分間の心拍数を算出する．これを 3 回行い，平均を算出する．

実施1-4　種々の部位での心拍数の測定

(1) 橈骨動脈の他にも，浅側頭動脈，顔面動脈，総頸動脈，大腿動脈，足背動脈などの脈拍を触れやすいところがある（図 1-4）．自分で触れてみて，触れやすいところ 2，3 カ所で脈拍数（心拍数）を測定する．

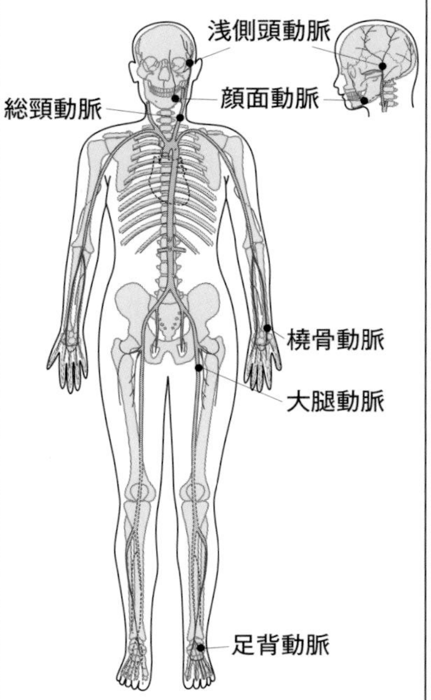

図 1-4　脈拍を測定しやすい部位[3)]

❑サイドメモー2　静水圧の影響

水中では水深に応じて水の重さによる圧（静水圧）がかかる（約 0.735 mmHg/cm）．血管内でも，高さの分だけ，血液の重さによる静水圧がかかっている（図 1-5）．血液を水と仮定し，静水圧を 0.735 mmHg/cm とすると，測定部位の高さの差から，血圧がどれくらい異なるか計算できる．

血圧の差 ＝ 0.735 × 高さの差
(mmHg)　(mmHg/cm)　(cm)

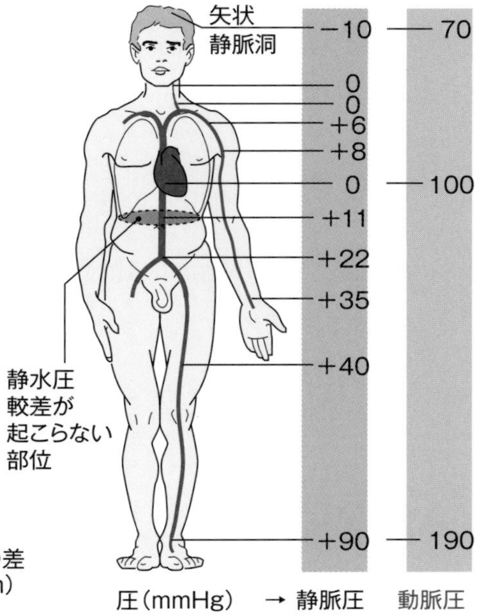

図 1-5　静水圧の影響[4)]

実施1-5　静水圧が血圧に及ぼす影響

(1) 座位の被験者の下腿（内果の上）に自動血圧計のマンシェットを装着し，脛骨動脈で血圧を測定する．上腕動脈でも自動血圧計で測定し，上腕と下腿で測定した血圧の差を算出する．

(2) (1)で測定した時の上腕と下腿のマンシェットの高さの差をメジャーで測る．この値から予想される上腕と下腿の血圧の違いを算出し（図 1-5），(1)で実測した値と比較する．

実施1-6　体位変換と血圧・心拍数

(1) 被験者はマット上で仰臥位になり[※1]，10 分間安静にした後に，血圧測定者は安静時の最高血圧・最低血圧を，心拍数測定者は 15 秒間の脈拍数を測定する．

※1　ティルト台を用いる場合は，水平（0°）で仰臥位になる．

(2) 立位になり[※2]，直後から 5 分後まで 1 分毎に最高血圧・最低血圧，心拍数を測定する（図 1-6）．心拍数の測定は，1 分毎に 15 秒間の脈拍数を測定し，これを 1 分間の心拍数に換算する．

※2　ティルト台を用いる場合は，30秒かけてティルト台を70°傾ける．

(3) 結果を別冊の表に記入し，体位変換による血圧の変化のグラフと心拍数の変化のグラフをそれぞれ作成する（横軸：時間，縦軸：血圧あるいは心拍数，折れ線グラフ）．

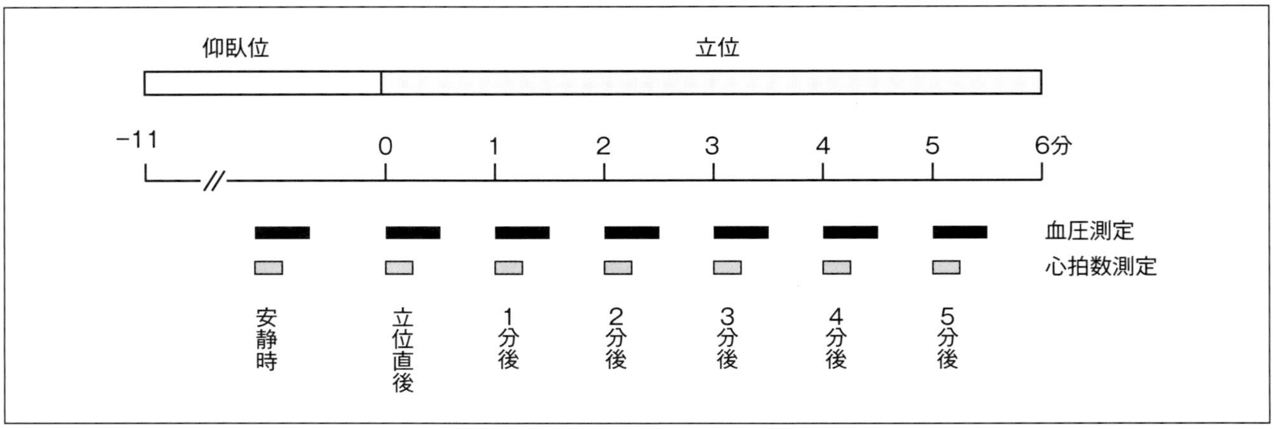

図1-6　体位変換が血圧・心拍数に及ぼす影響を測定する実験のプロセス

補足 ～簡便な方法～

補足1　日常生活での血圧変化

自宅で自動血圧計を持っている場合は，日常生活での血圧変化を自宅で観察してみよう．

(1) 朝の起床後・日中・夜の就寝前など，1日の中での血圧変化

(2) 食事摂取の前後

(3) コーヒーなどカフェインを含んだ飲み物の摂取前後

(4) 入浴前後

(5) 喫煙習慣のある成人は喫煙前後（やめる決心がつくかもしれません）

(6) 飲酒習慣のある成人はアルコールの摂取前後

(7) 夏の暑い日と冬の寒い日の比較

(8) 発熱時と下がった後

など

レポートのポイント

1) 安静時の3回の測定で，血圧・心拍数の測定値はどの程度ばらついたか．大きくばらついた場合はその原因を考える．

2) 体のどのような部位で脈拍が触れやすかったか，触れた脈拍の強さに違いがあったかをまとめる．

3) 仰臥位から立位への体位変換による血圧および心拍数の変化について，変化の方向（上昇あるいは低下），変化の程度，変化の時間経過をまとめる．自分のデータと他人のデータの相違を比較する．

設問

1）座位で上腕と下腿の血圧の値が異なるのはなぜか．
2）静水圧は血圧にどのような影響を及ぼすか．
3）体位変換により，血圧・心拍数はどのように変化すると考えられるか．

実習 2 血圧・心拍数の測定②
—運動負荷および氷水刺激

目的
1）運動負荷による血圧・心拍数の変化を観察する.
2）氷水刺激（痛み刺激）による血圧・心拍数の変化を観察する.
3）運動負荷や氷水刺激により血圧・心拍数が神経性に調節される仕組みを考察する.

準備
自動血圧計，聴診器，洗面器，氷，ストップウォッチを用意する.

実施

▼本実習の注意事項
・寒冷刺激に対して過敏な反応を示した経験がないかを確認する.

実施2-1 運動負荷が血圧・心拍数に及ぼす影響
(1) 座位で安静時の最高血圧・最低血圧，15 秒間の脈拍数（橈骨動脈）を測定する．測定の方法は，「実習 1．血圧・心拍数の測定①—安静時および体位変換」を参照する．
(2) 被験者は膝の屈伸運動（2 秒に 1 回）を 20 秒間（10 回）行う．運動終了後，すぐに座位で安静にし，運動直後，1 分，2 分，3 分，4 分，5 分後にそれぞれ最高血圧・最低血圧，15 秒間の脈拍数を測定し（図 2-1），別冊の表に記入する．15 秒間の脈拍数を 1 分間の心拍数に換算する．
(3) 運動負荷による血圧の変化のグラフと心拍数の変化のグラフをそれぞれ作成する（横軸：時間，縦軸：血圧あるいは心拍数，折れ線グラフ）.

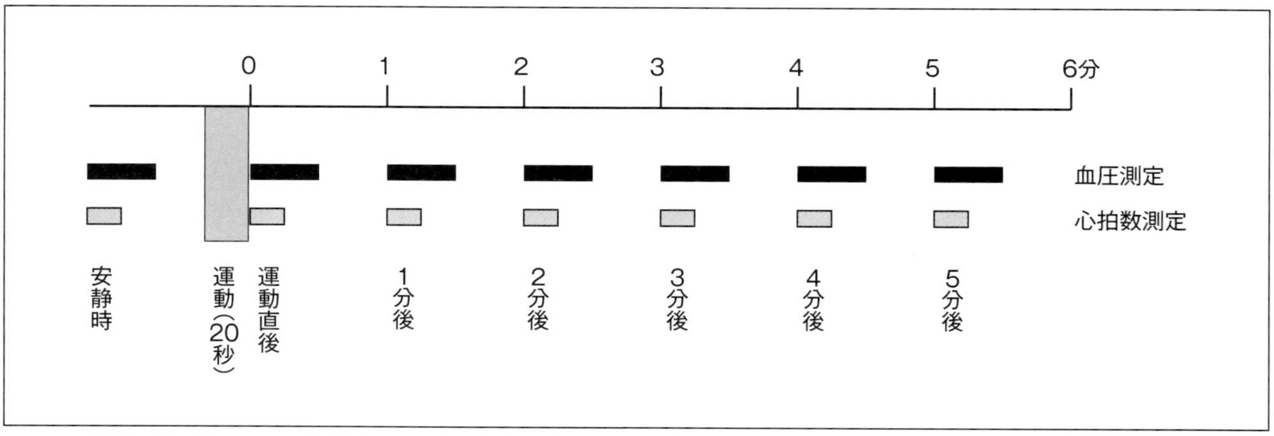

図 2-1 運動負荷が血圧・心拍数に及ぼす影響を測定する実験のプロセス

実施2-2 氷水刺激が血圧・心拍数に及ぼす影響

(1) 座位安静時の最高血圧・最低血圧，15 秒間の脈拍数を測定する．この実施項目では総頸動脈の触診で脈拍数を測定する．

(2) 洗面器に氷水を用意し，4～10℃になるように調整する．安静時の測定が終了した後，被験者は血圧測定と反対側の手を手関節の上まで洗面器の氷水に 30 秒間浸す（冷痛覚が生じる）．

(3) 30 秒間の氷水刺激終了時の最高血圧・最低血圧を測定する（刺激中に測り始めてなるべく刺激終了直前の血圧を測定する）．氷水刺激終了の 1 分後から 5 分後まで 1 分毎に最高血圧・最低血圧を測定し，別冊の表に記入する（図 2-2）．

(4) (2)と同時に 30 秒間の氷水刺激の後半の 15 秒間の脈拍数を測定する．氷水刺激の終了後も(2)と同時に 1 分後から 5 分後まで 1 分毎に 15 秒間の脈拍数を測定し，別冊の表に記入し，1 分間の心拍数に換算する．

(5) 氷水刺激による血圧の変化のグラフと心拍数の変化のグラフをそれぞれ作成する（横軸：時間，縦軸：血圧あるいは心拍数，折れ線グラフ）．

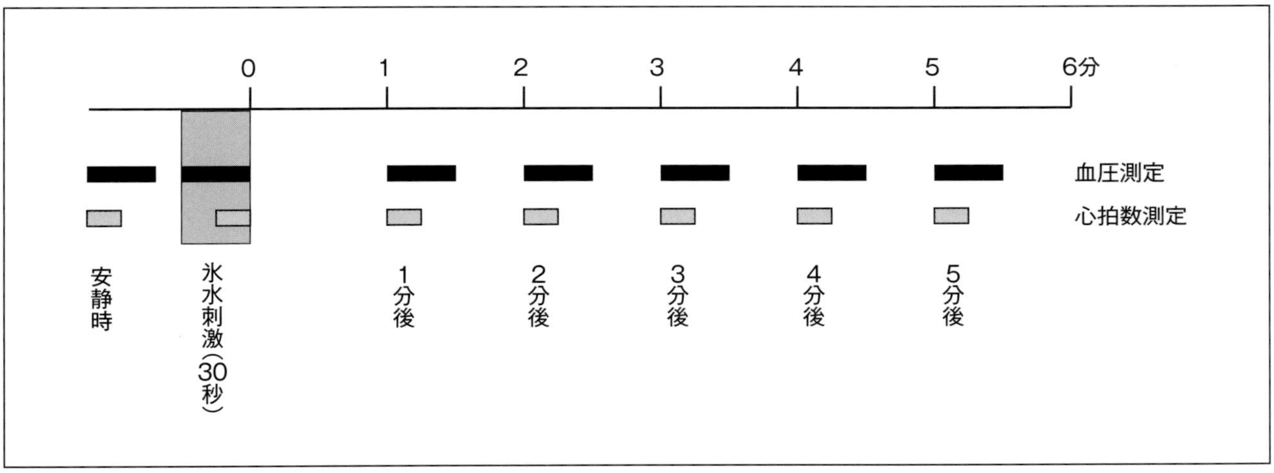

図 2-2　氷水刺激が血圧・心拍数に及ぼす影響を測定する実験のプロセス

レポートのポイント

1) 運動負荷による血圧および心拍数の変化について，変化の方向（上昇あるいは低下），変化の程度，変化の時間経過をまとめる．

2) 氷水刺激による血圧および心拍数の変化について，変化の方向（上昇あるいは低下），変化の程度，変化の時間経過をまとめる．

設問

1) 運動負荷による最高血圧，最低血圧および心拍数の変化は，どのような仕組みで起こるか．

2) 氷水刺激による最高血圧，最低血圧および心拍数の変化は，どのような仕組みで起こるか．

実習 3

心電図
―深呼吸および精神負荷

目的

1）標準の 12 誘導心電図を記録し，心臓の電気的興奮の発生の様子を知る．
2）12 誘導の方法，心電図の波形の意味を理解し，記録した心電図の解析を行う．
3）深呼吸や暗算が心拍数に及ぼす影響とその仕組みを考察する．
4）心臓の電気軸を理解する．

準備

心電計，消毒綿（アルコール・ノンアルコール），心電図検査用ペースト，ストップウォッチ，マットを用意する．

実施

▼本実習の注意事項

・アルコールに対するアレルギーの有無を確認し，消毒綿を選ぶ．

実施 3-1 電極の装着

（1）心電計のアース端子を接地する．
（2）電源コードをコンセントに接続し，電源を入れる．
（3）被験者は上半身を露出（あるいは緩めの T シャツなどを着用）し，マット上に仰臥位になり身体の力を抜いて楽な姿勢をとる．腕時計，ペンダントなどは身につけない．
（4）四肢電極
①被験者の両手首内側，両足首内側の皮膚をアルコール綿でぬぐい，心電図検査用ペーストを塗る．
②手首・足首をクリップ電極ではさみ，金属の部分が内側の皮膚に接触するように装着する（図 3-1A）．アース電極（右足）を最初に装着する．
（5）胸部電極
胸部をアルコール綿で拭いた後，以下の 6 点に心電図検査用ペーストを塗り，胸部吸着電極のゴム球を指で摘んで，皮膚に吸着させる（図 3-1B）．
V_1（赤）：第 4 肋間胸骨右縁
V_2（黄）：第 4 肋間胸骨左縁

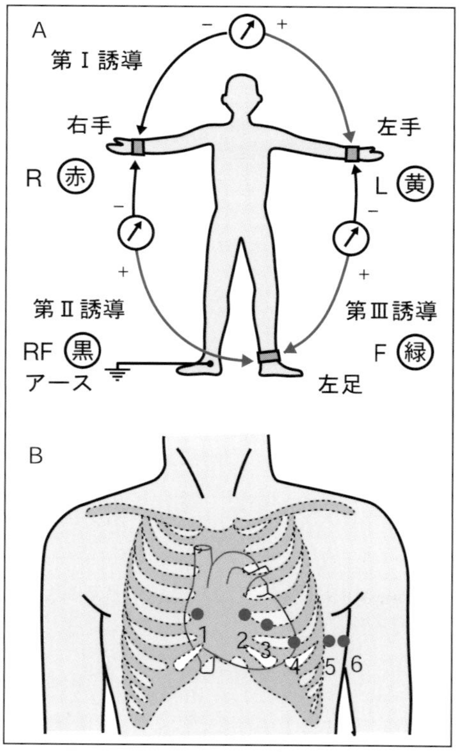

図 3-1　心電図の記録方法[2)]

V_3（緑）：V_2 と V_4 の中点
V_4（茶）：第 5 肋間鎖骨中線上
V_5（黒）：V_4 と同じ高さで前腋窩線上
V_6（紫）：V_4 と同じ高さで中腋窩線上

実施3-2　安静時の 12 誘導心電図の記録

(1) モニター画面上で基線が安定していることを確認し，安静時の 12 誘導による心電図を記録する．記録した心電図の P 波，QRS 群，T 波の各誘導による波形の違いを観察する．
(2) 記録中に手や足を動かして，アーチファクトがどのように入るかを観察する．

実施3-3　深呼吸の影響

(1) 標準肢誘導（第Ⅱ誘導）を連続的に記録する．
(2) 被験者は 5 秒でゆっくり息を吸って 5 秒でゆっくりと息を吐く深呼吸を連続 2〜3 回行う．
(3) 心電図の R 波の間隔（R-R 間隔）の変化，とくに吸息時と呼息時の違いを比較する．

❏ サイドメモ－3　心電図 electrocardiogram（ECG）

心臓が収縮するとき，収縮に先行して心筋は活動電位を発生する．心筋の活動電位の総和を体表から記録したものが心電図である．心電図は心臓の位置，興奮の伝導異常，不整脈，心筋障害などの心臓の異常の診断に用いられる．心電図の記録には通常，標準肢誘導（3 誘導），増幅単極肢誘導（3 誘導），単極胸部誘導（6 誘導）からなる合計 12 誘導が用いられる（図 3-2）．

(1) 標準肢誘導（Ⅰ，Ⅱ，Ⅲ）：右手，左手，左足に電極を装着する．そのいずれか 2 点間の電位差を記録する．
第Ⅰ誘導：右手－左手，第Ⅱ誘導：右手－左足，第Ⅲ誘導：左手－左足

(2) 増幅単極肢誘導（aV_R，aV_L，aV_F）：電極の装着は標準肢誘導と同じである．
aV_R：右手の電位変動，aV_L：左手の電位変動，aV_F：左足の電位変動
それぞれ他の 2 カ所の電位の平均値を基準として記録する．

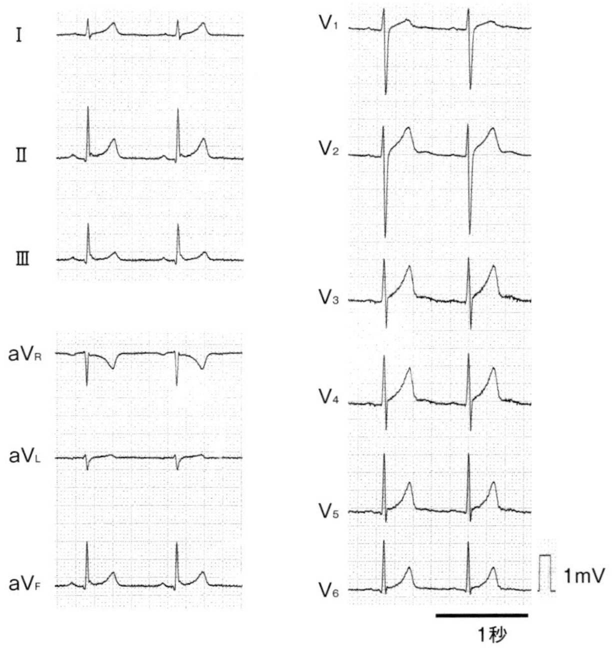

図 3-2　12 誘導心電図の記録例

(3) 単極胸部誘導（V_1-V_6）：心臓の近くの胸壁の 6 カ所に電極を装着する．各部位の電位変動を，右手，左手，左足の電位の平均値を基準として記録する．V_1，V_2 は右心室，V_3，V_4 は心室中隔，V_5，V_6 は左心室の電位を主に反映する．

実施3-4 暗算の影響

(1) 標準肢誘導（第Ⅱ誘導）を連続的に記録する．

(2) 5〜10 秒程度，被験者に連続的に暗算をさせる（例：100 から 7 ずつ引く）．

(3) 暗算中の心電図の R-R 間隔を実施 3-2 で記録した安静時の R-R 間隔と比較する．

❑ サイドメモー4　心電図の波形

心電図には P，Q，R，S，T 波と呼ばれる波が出現する（図 3-3，表 3-1）．洞房結節に発生した活動電位は，まず心房を興奮させて心電図上の P 波が形成される．次いで活動電位は房室結節を経て心室に伝わり，心室が興奮し始めると QRS 群が現れる．QRS 群は P 波に比べて波形が大きい．続く T 波は心室の再分極に一致して出現する．1 回の心拍ごとにこれらの波が 1 回ずつ出現する．

図 3-3 は第Ⅱ誘導の記録例であるが，最初に小さな陽性の P 波が現れ，その後 QRS 群，陽性の T 波が現れる．QRS 群の中の陽性波を R 波，R 波の前の陰性波を Q 波，後の陰性波を S 波とよぶ．

誘導の方法と心臓軸に依存して波形の向きや大きさが変わる（図 3-2）．V_1，V_2 では R 波が小さく，S 波が大きい．V_3 では R 波と S 波の大きさが同程度となる．V_5，V_6 では R 波が大きく，S 波は小さいかみられない．QR または RS しか現れないこともある．このため PQ 間隔は PR 間隔とも呼ばれる．

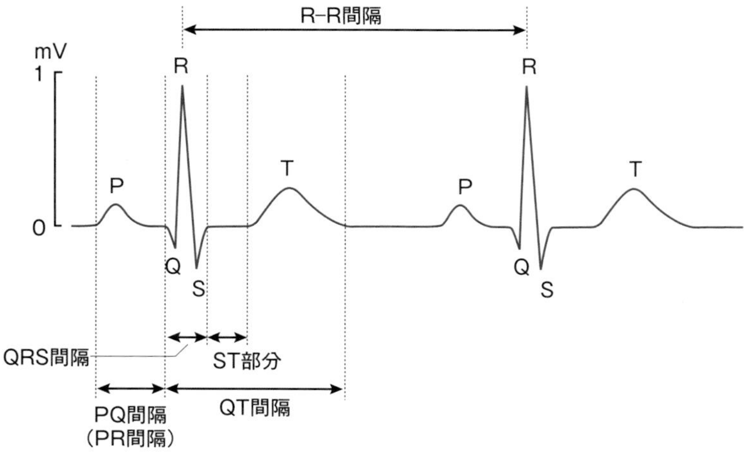

図 3-3　心電図の波形（第Ⅱ誘導での記録）

表 3-1　心電図の要素

P 波	心房興奮
QRS 群	心室興奮開始．QRS 間隔の正常範囲 0.06〜0.10 秒
T 波	心室興奮消退
PQ（PR）間隔	房室伝導時間，正常範囲 0.12〜0.20 秒
QT 間隔	心室の興奮の開始から消退まで
ST 部分	心室における興奮のプラトー相
R—R 間隔	1 回の拍動にかかる時間

実施3-5　記録した心電図の解析・計測

(1) 記録した安静時の12誘導心電図の典型例を1つずつ貼り付け，標準肢誘導心電図（第Ⅰ，第Ⅱ，第Ⅲ誘導）にP波，QRS群，T波を書き入れる．

(2) 安静時の第Ⅱ誘導心電図（連続した2つ）を貼り，図3-3のようにしてPQ間隔（PR間隔），QRS間隔，QT間隔，R-R間隔を計測し，R-R間隔から瞬時心拍数を算出する．
各項目を定規で測り，秒に換算する（下式）．計測に使用した心電図の波形のコピーを横に貼り付ける．各間隔についての説明は表3-1参照．

- **時間（秒）＝各間隔の長さ（mm）÷25（紙送りスピードが25 mm/秒なので）**
- **瞬時心拍数（回/分）＝60（秒）÷R-R間隔（秒）**

(3) 第Ⅱ誘導心電図から，深吸息時，深呼息時および暗算時のR-R間隔を計測し，瞬時心拍数を算出して別冊の表に記入する．

(4) アイントーベンの三角形（別冊）を用いて心臓の電気軸（角度）を求める（図3-4参照）．

❏サイドメモ-5　アイントーベン（Einthoven）の三角形

アイントーベンの三角形を用いて心電図のベクトル解析を行うと，心臓のおおよその位置がわかる．標準肢誘導の各QRS群のベクトルをアイントーベンの三角形で合成して得られた平均ベクトルは，心臓の電気軸を表す．心臓の電気軸の求め方は，以下の通りである．

(1) それぞれ第Ⅰ～Ⅲ誘導のQRS群の正方向への波高と負方向への波高を測り，その差を求める（図3-4A）．

(2) 辺RLの中点からLの方向へ，第Ⅰ誘導の波高の差の長さの線分を引く（図3-4B）．矢印の方向は＋のL方向にする．もし波高の差が負の時は，線分は中点から－のR方向に引く．

(3) 同様に，第Ⅱ誘導，第Ⅲ誘導のベクトルを求める．

(4) 第Ⅰ誘導のベクトルの先端から，辺RLと垂直に線を引く．同様の線を第Ⅱ誘導，第Ⅲ誘導でも引き，これらの交点を求める．正三角形の重心からこの交点に向かうベクトルを引く．これが心臓の電気軸である．

(5) 心臓の正常電気軸は0～＋90°である．90°よりも大きい場合を右軸変位，0°よりも小さい場合を左軸変位という．

＊標準肢誘導の3つの誘導のうち，2つの誘導から心臓の電気軸を求めてもよい．

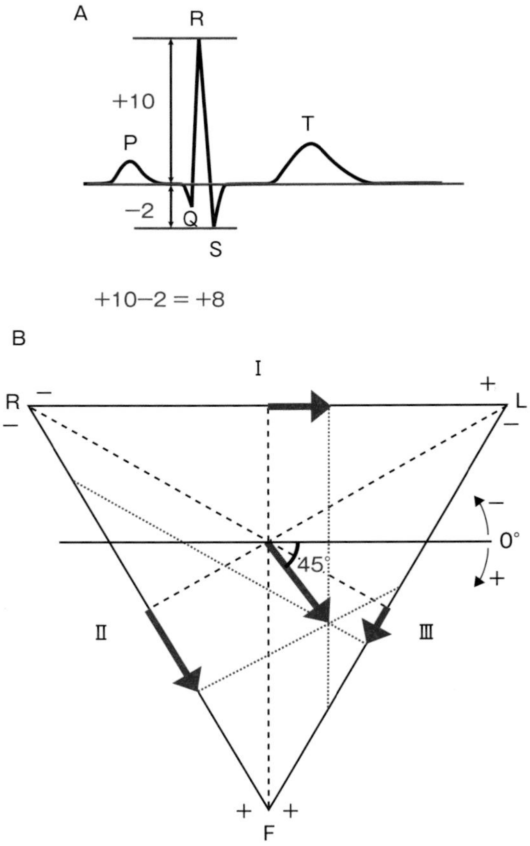

図3-4　アイントーベンの三角形
心電図は標準肢誘導の第Ⅱ誘導の例を示してある．

レポートのポイント

1）12 誘導心電図の各波を比較して違いをまとめる．

2）深呼吸および暗算時に，第Ⅱ誘導心電図から計測した瞬時心拍数がどのように変化したかをまとめる．

3）アイントーベンの三角形から心臓の電気軸（角度）を求める．

設 問

1）心臓の電気的興奮はどこで発生し，どのように伝わるか．

2）誘導の仕方によって，心電図にどのような違いがみられるか．

3）心電図の各波（P，QRS，T 波）および PR，QT（PR），R-R 間隔はそれぞれ何を意味するか．

4）深呼吸で心拍数が変化するのは，どのような仕組みによるか．

5）暗算で心拍数が変化するのは，どのような仕組みによるか．

実習 4 呼吸数・呼吸機能の測定

目的

1）安静時の呼吸数を測定し，運動負荷が及ぼす影響を観察する．
2）運動負荷により呼吸が神経性に調節される仕組みを考察する．
3）スパイロメーターを用いて呼吸機能の測定を行い，測定項目の意味を理解する．

準備

ストップウォッチ，スパイロメーター，ディスポーザブルマウスピース，ノーズクリップを用意する．

実施

実施 4-1 安静時の呼吸数の測定

(1) 安静座位で1分間の呼吸数を胸や腹の動きを観察して測定する．3回測定し，平均値を求める．

実施 4-2 運動負荷が呼吸数に及ぼす影響

(1) 安静座位で1分間の呼吸数を測定する．膝屈伸2秒に1回，2分間の運動負荷を行った後，座位に戻る（図 4-1）．運動負荷直後から6分後まで呼吸数を1分間ずつ続けて測定する．
(2) 結果を別冊の表に記入し，折れ線グラフを作成する（横軸：時間，縦軸：呼吸数）．

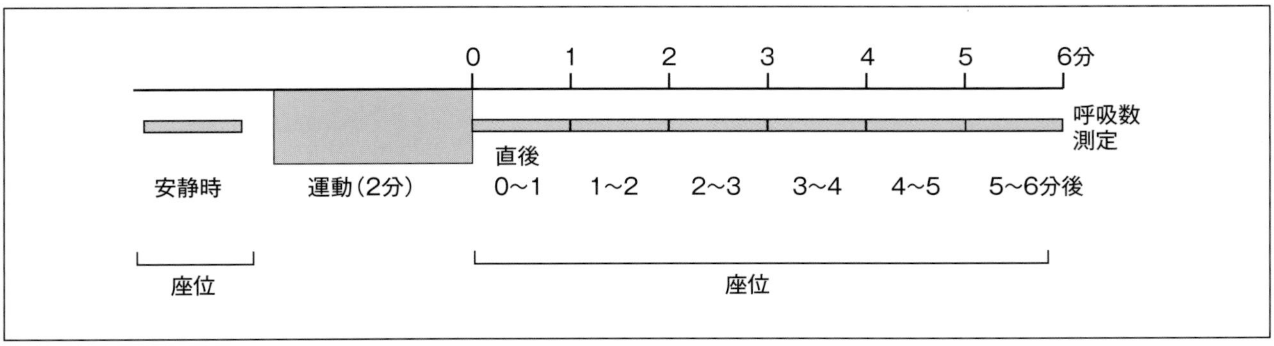

図 4-1 運動負荷が呼吸数に及ぼす影響を測定する実験のプロセス

実施4-3　呼吸機能の測定：スパイログラム（呼吸曲線）の記録

(1) 鼻にノーズクリップをつけ，スパイロメーターに装着したマウスピースを口にくわえる．安静呼吸の状態から最大に呼息した後，最大に吸息し，その後最大に呼息してから安静呼吸に戻し，その間のスパイログラムを記録する．最大の呼息・吸息の際には，ゆっくりと行う．

(2) これにより，①1回換気量，②予備呼気量，③予備吸息量，④肺活量が測定される（図4-2）．

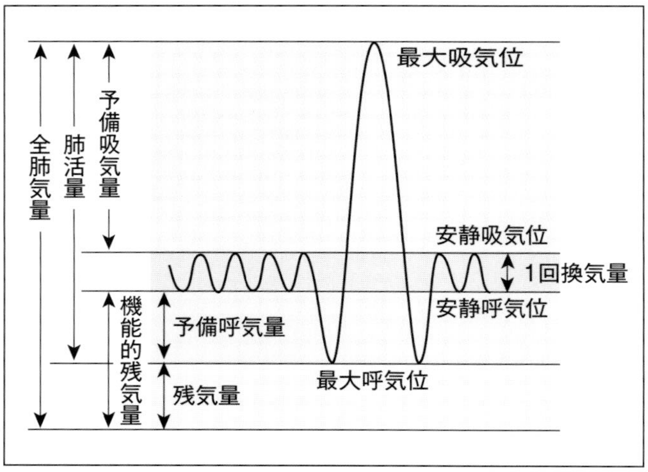

図4-2　スパイロメーターでの記録例

❏ サイドメモ－6　肺活量の予測式

肺活量については，種々の予測式が考案されている．次の予測式を用いて自分の予測値を計算し，スパイロメーターで計算された値と比較してみよう．

肺活量の予測式

（Baldwinの式，18-80歳）

男：[27.63－(0.112×年齢)]×身長(cm)

女：[21.78－(0.101×年齢)]×身長(cm)

＊予測値はmLで算出される．

実施4-4　努力肺活量の測定

(1) 努力肺活量を測定する際には，安静呼吸を3回ほど繰り返した後，最大に吸息し，その状態から一気に（できる限り素早く）呼出する．最後まで呼出したら安静呼吸に戻して終了する．

(2) (1)により，努力肺活量，1秒量，1秒率，フローボリューム曲線（図4-3）が測定される．

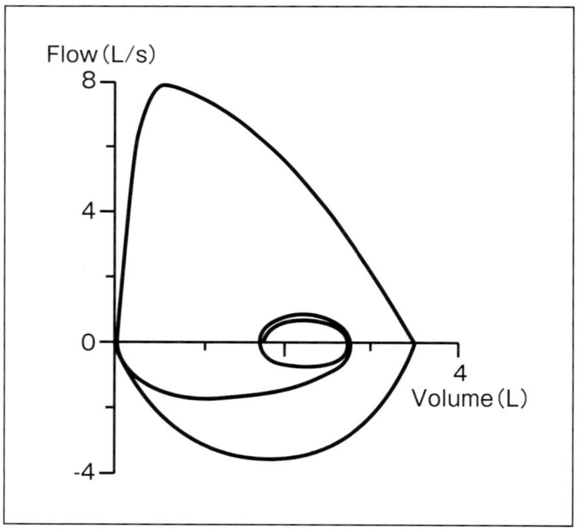

図4-3　フローボリューム曲線の記録例

実施4-5　最大換気量の測定

なるべく深くて速い呼吸を繰り返す．測定時間は10～12秒程度であるが，値は1分間の換気量に換算される．

補 足 ～簡便な方法～

ポリ袋を用いて，おおよその1回換気量や肺活量を測定してみよう．

補足1 1回換気量の測定

(1) 1Lのポリ袋を用意する．
(2) 厚紙で直径2～3cmの紙筒をつくり，袋の口につけてテープや輪ゴムで固定する（スパイロメーター用のマウスピースがあれば，それを使う）．
(3) 測定を意識すると呼吸が深くなりやすい．鼻から吸って口から吐く呼吸を数回練習し，通常の呼吸ができるように練習してから測定する．
(4) ポリ袋内の空気を追い出す．通常呼吸を行い，鼻から息を吸い終わったら，袋の口につけた紙筒（マウスピース）をくわえて口から吐く．このとき，呼気が鼻や口の横からもれないように気を付ける（ノーズクリップを使用するか，自分の手で鼻をつまむ）．
(5) 息を吐き終わったら袋の口を閉じて呼気を袋の下方に集めて袋に印をつけ，同量の水を入れて重量を測り，1g=1mLで換算する．
(6) (4)～(5)を3回繰り返し，3回の測定値の平均値を求める．

表4-1 補足1の例（1回換気量の測定値）

mL	被験者A（男性） 20歳，175cm	被験者B（女性） 20歳，161cm
1回目	600	550
2回目	550	500
3回目	600	550
平均	583	533

補足2 肺活量の測定

(1) 自分の肺活量の予測値を計算する．
(2) 予測肺活量が3.5L未満の人は5L，3.5L以上の人は10Lのポリ袋を用いる．
(3) 補足1(2)と同様にして，紙筒を袋の口につける．
(4) ポリ袋内の空気を追い出す．通常の呼吸を何回か行った後，ゆっくりと鼻から息を吸う．最大に吸い込んだら，目盛り付ポリ袋（5Lあるいは10L）の口につけた紙筒（マウスピース）をくわえて，**ゆっくりと**最大に息を吐く．それ以上息を吐けなくなったら袋の口を閉じ，紙筒から口を離して通常の呼吸をする．袋に息を吹き込むときには，呼気が鼻や口の横からもれないように気を付ける．
(5) 補足1の(5)と同様にして，肺活量を測る．
(6) (4)～(5)を3回繰り返し，3回の測定値の平均値を求める．

表 4-2　**補足 2 の例（予測肺活量・肺活量・%肺活量）**

<table>
<tr><th colspan="2"></th><th>被験者 A（男性）
20 歳，175 cm</th><th>被験者 B（女性）
20 歳，161 cm</th></tr>
<tr><td colspan="2">予測肺活量（mL）</td><td>4,443</td><td>3,181</td></tr>
<tr><td rowspan="4">肺活量（mL）</td><td>1 回目</td><td>4,500</td><td>3,250</td></tr>
<tr><td>2 回目</td><td>4,250</td><td>3,000</td></tr>
<tr><td>3 回目</td><td>4,750</td><td>3,000</td></tr>
<tr><td>平均</td><td>4,500</td><td>3,083</td></tr>
<tr><td colspan="2">%肺活量（%）</td><td>101</td><td>97</td></tr>
</table>

補足3　1 秒量の測定

ポリ袋を用いた計測では 1 秒量を正確に測定することはむずかしいが，1 秒間で肺活量の大部分を吐き出せることを理解しよう．

(1) 補足 2 で用いた肺活量測定ポリ袋を再度使用する．

(2) 補足 2（4）と同様に，息をゆっくりと鼻から最大に吸い込む．それから袋につけた紙筒をくわえて，**できる限り急いで**最大に息を吐く．それ以上息を吐けなくなったら袋の口を閉じ，紙筒から口を離して通常の呼吸をする．袋に息を吹き込むときには，呼気が鼻や口の横からもれないように気を付ける．

(3) 補足 1 の（5）と同様にして，努力肺活量を測る．

(4) 1 秒量を測定する．上記（2）と同様にするが，今回は袋に息を吐き始めて，1 秒後にすばやく袋を閉じ，袋内の呼気量を上記（3）と比べる．

*1 秒量は，努力肺活量のうち最初の 1 秒で吐き出すことができる呼気量である．したがって，1 秒量は努力肺活量を上回ることはない（1 秒率は 100% を超えることはない）．しかし，このポリ袋を用いた計測では，努力肺活量と 1 秒量を別々に測定するため，1 秒量が努力肺活量を上回ることがありうるので注意する．

表 4-3　**補足 3 の例（努力肺活量・1 秒量・1 秒率）**

<table>
<tr><th colspan="2">mL</th><th>被験者 A（男性）
20 歳，175 cm</th><th>被験者 B（女性）
20 歳，161 cm</th></tr>
<tr><td rowspan="4">努力肺活量（mL）</td><td>1 回目</td><td>4,250</td><td>3,250</td></tr>
<tr><td>2 回目</td><td>4,500</td><td>3,250</td></tr>
<tr><td>3 回目</td><td>4,500</td><td>3,000</td></tr>
<tr><td>平均</td><td>4,417</td><td>3,167</td></tr>
<tr><td rowspan="4">1 秒量（mL）</td><td>1 回目</td><td>4,250</td><td>3,000</td></tr>
<tr><td>2 回目</td><td>4,250</td><td>3,250</td></tr>
<tr><td>3 回目</td><td>4,250</td><td>3,000</td></tr>
<tr><td>平均</td><td>4,250</td><td>3,083</td></tr>
<tr><td colspan="2">1 秒率（%）</td><td>96</td><td>97</td></tr>
</table>

レポートのポイント

1) 運動負荷による呼吸数の変化について，変化の方向（増加あるいは減少），変化の程度，変化の時間経過をまとめる．
2) %肺活量，1秒率，フローボリューム曲線から分かることをまとめる．

設 問

1) 運動負荷により呼吸数が変化するのはなぜか．
2) スパイロメーターではどのような呼吸機能を測定できるか．
3) 肺活量に影響を与える因子にはどのようなものがあるか．
4) フローボリューム曲線の横軸と縦軸は何か．

実習 5 酸素飽和度・呼気 CO_2 の測定

目的

1）安静時の酸素飽和度（Sp_{O_2}）・呼気 CO_2 濃度（ET_{CO_2}）を測定し，次に息こらえや運動負荷がこれらに及ぼす影響を観察する．
2）酸素飽和度（Sp_{O_2}）と呼気 CO_2 濃度（ET_{CO_2}）が呼吸の状態をどのように反映するかを考察する．

準備

ストップウォッチ，パルスオキシメーター，カプノメーター（呼気 CO_2 モニター）を用意する．

実施

▼本実習の注意事項

・息こらえの時間は 20～40 秒程度となっているが，決して無理はしない．

実施5-1 安静時の酸素飽和度（Sp_{O_2}）・呼気 CO_2 濃度（ET_{CO_2}）

(1) パルスオキシメーターのセンサーを指に装着して，酸素飽和度（Sp_{O_2}）を測定する．
(2) 鼻カニューレを介して鼻腔の呼気をカプノメーターに吸引し，呼気終末 CO_2（ET_{CO_2}）を測定する．ET_{CO_2} は呼吸の仕方で大きく変動するので，安定した呼吸をするように心がける．

実施5-2 息こらえの影響

(1) 被験者は座位で安静にし，静かに呼吸する．深呼吸や過換気をしないよう注意し，安静時の Sp_{O_2} と ET_{CO_2} とを測定する．
(2) 安静呼吸の吐き終わり（安静呼気位）で，息をとめる（図 5-1）．
(3) 息こらえは 20～40 秒程度とし，終了は，①被験者自身による中止，もしくは，②Sp_{O_2} が安静時よりも 3％程度低下した時点とする．決して無理はしないよう十分注意する．
(4) 息こらえ中は 10 秒ごとに，Sp_{O_2} を測定する．
(5) 息こらえ終了時から 10 秒ごとに，Sp_{O_2} と ET_{CO_2} を息こらえ終了 1 分後まで測定する．

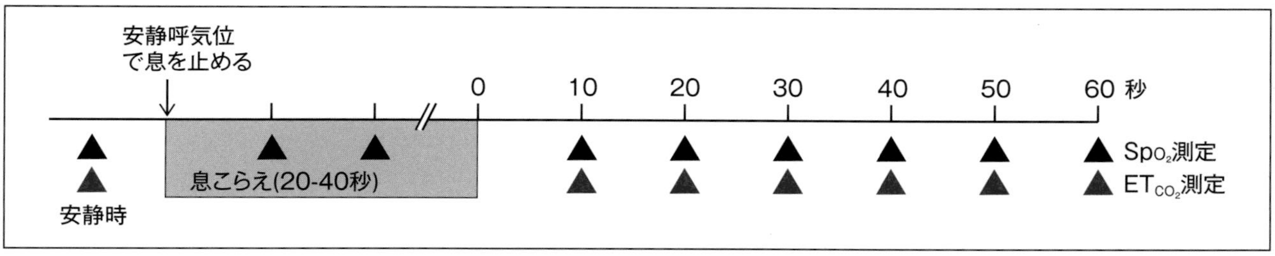

図 5-1　息こらえが Spo_2 と ET_{CO_2} に及ぼす影響を測定する実験のプロセス

❏ サイドメモ－7　パルスオキシメーターとカプノメーター

パルスオキシメーター：酸素化ヘモグロビンは赤色光を，還元ヘモグロビンは赤外光をよく吸収する．この性質の違いを利用して，それぞれの量を測定し，酸素飽和度を計測する．脈拍（パルス）に同期して測定することにより，組織や静脈血の影響を受けずに，動脈血の酸素飽和度を非侵襲的に計測できる．

$$Spo_2(\%) = \frac{\text{酸素化ヘモグロビン}}{\text{酸素化ヘモグロビン＋還元ヘモグロビン}} \times 100$$

カプノメーター：赤外線吸収量が CO_2 分子量に比例することを利用して，呼気 CO_2（ET_{CO_2}）を測定する．呼気終末 CO_2 の分圧（PET_{CO_2}）は動脈血 CO_2 の分圧（$Paco_2$）に近い．

実施5-3　運動負荷が Spo_2 に及ぼす影響

(1) 安静座位で 1 分間当たりの呼吸数，Spo_2 を測定し，膝屈伸 2 秒に 1 回，2 分間の運動負荷を行った後，座位に戻る（図 5-2）．運動負荷直後から 6 分まで，呼吸数は連続的に 1 分間ずつ，Spo_2 は 20 秒ごとに測定する．

(2) 結果を別冊の表に記入し，折れ線グラフを作成する（横軸：時間，縦軸：Spo_2）．

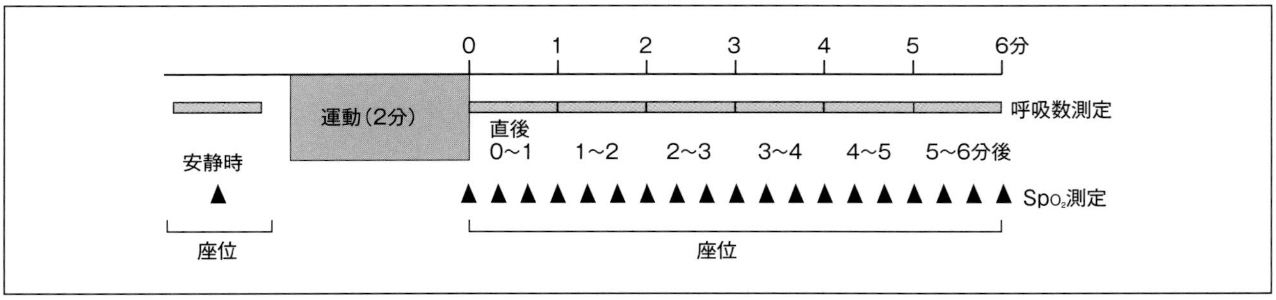

図 5-2　運動負荷が Spo_2 に及ぼす影響を測定する実験のプロセス

レポートのポイント

1）息こらえによるSp_{O_2}・ET_{CO_2}の変化について，まとめる．
2）運動負荷がSp_{O_2}に及ぼす影響について，まとめる．

設問

1）安静時のSp_{O_2}とET_{CO_2}の基準範囲はいくつか．
2）息こらえにより，Sp_{O_2}・ET_{CO_2}はどうなるか．それはどのような理由によるか．
3）運動負荷により，Sp_{O_2}はどうなるか．それはどのような仕組みによるか．

実習 6　血液の観察

目的

1）血液塗抹標本を作成し，顕微鏡を用いて赤血球，白血球を観察する．
2）各血球の形状や数の違いを理解する．
3）各血球の機能を理解する．

準備

1）ヒトでの血液の採取は，医師の監督の下で行う．
2）顕微鏡，接眼ミクロメーター，対物ミクロメーター，スライドグラス，カバーグラス，無水エタノール，染色瓶，ギムザ染色液，リン酸緩衝液（pH 6.4）または蒸留水，スポイト，ドライヤー，消毒綿（アルコール・ノンアルコール），採血用ディスポーザブルランセット，絆創膏，色鉛筆，医療用使い捨て手袋（感染を防ぐために実験者が着用）を用意する．

実施

▼本実習の注意事項

・アルコールに対するアレルギーの有無を確認し，消毒綿を選ぶ．
・血液の取り扱い
(1) 他人の血液に直接触れると感染の可能性があるため，触れないように注意する．
(2) 穿刺した指は直ちに止血して絆創膏をはり，血が止まっていることを確認する．
(3) 他人の血液に直接触れた場合は，直ちに流水でしっかり洗い流し，消毒用石鹸で洗浄する．
(4) 血液が器具や机などに付いた場合は，直ちに消毒用アルコール綿で拭き取る．
・無水エタノール
(1) すぐに蒸発するので使用後は直ちに蓋を閉める．
(2) 肌に直接つくと水分を奪うため，刺激になるので注意する．
・保管と記録
(1) 試薬は鍵のかかる棚に保管し，管理ノートに使用量を記録する．

実施6-1　血液塗抹標本の作成

(1) 血液の採取：流水で手を洗浄後，手の指（どの指でもよい）をアルコール綿で消毒し，ランセットを用いて穿刺する（図 6-1）．
(2) 血液の塗抹：出てきた血液をスライドグラスに1滴のせ，図 6-2 のようにカバーグラスを当て，スライドグラスとの接触面に血液を広げ，カバーグラスを傾けたまま矢印の方向に軽く滑らせて血液を薄く広げて塗抹する．この際，血球層が一層になるようにできるだけ薄く塗布する．指の傷口に絆創膏を貼る．

(3) 乾燥：塗抹した血液をドライヤー（冷風）でよく乾燥させる（図 6-3）．

(4) 固定：エタノールに(3)のスライドガラスを 15 分浸して，固定する．

(5) 乾燥：エタノールから引き上げ乾燥させる．

(6) 染色：ギムザ染色液の希釈：使用する直前に，リン酸緩衝液 50 mL にギムザ染色液の原液を 2〜3 mL 加え，希釈する．ギムザ希釈液を(5)のスライドグラスの上に約 3 mL スポイトでのせ，20〜30 分間染色する．

(7) 洗浄：スライドグラスの血液のついていない側から水道水で，ギムザ染色液を洗い流す．

(8) 乾燥：ドライヤー（冷風）でよく乾燥させる．

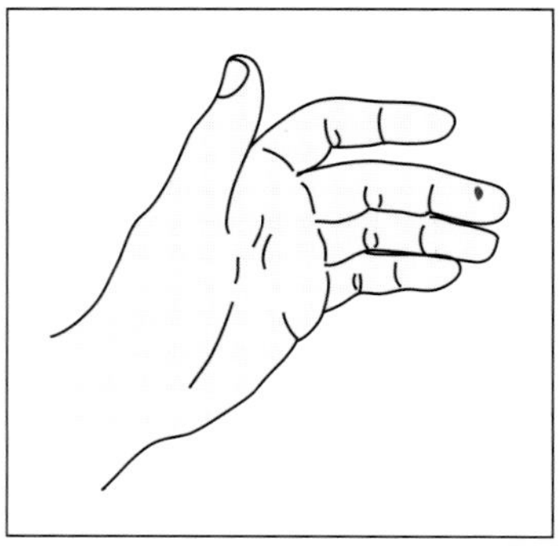

図 6-1　指先からの自己採血方法

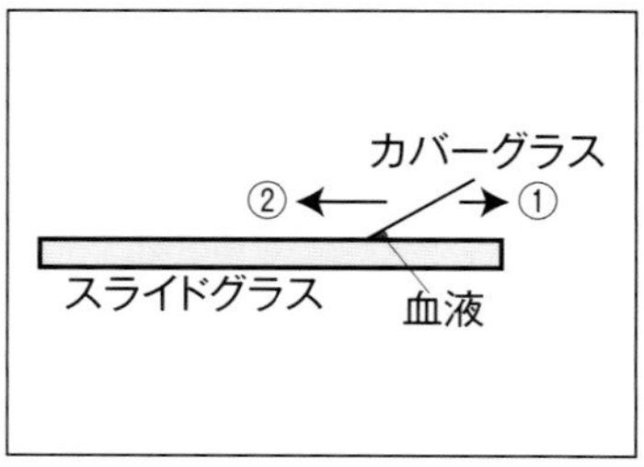

図 6-2　血液の塗抹方法
スライドグラスに血液を 1 滴のせ，カバーグラスを当て，矢印方向にカバーグラスを引いて，塗抹する．

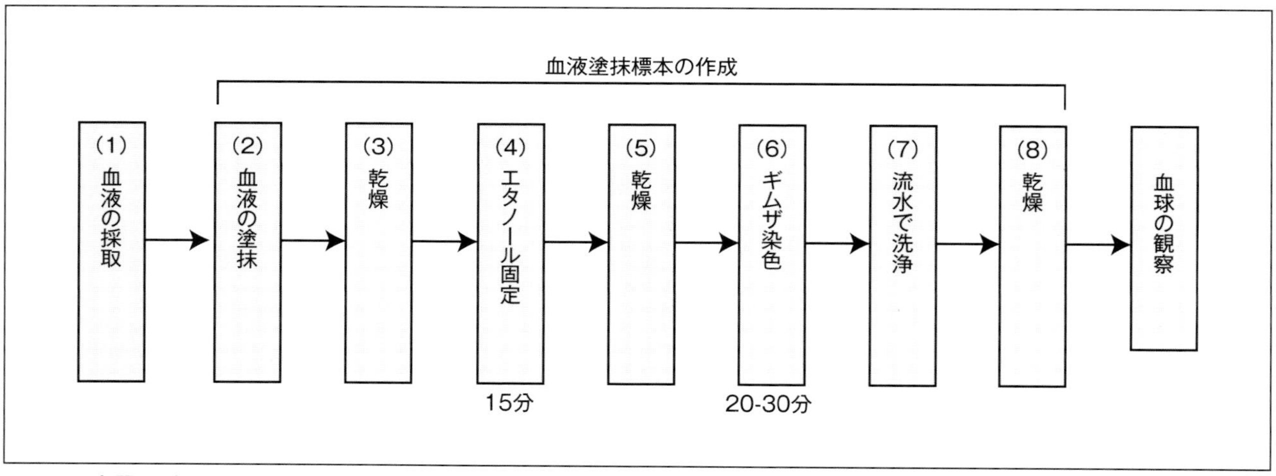

図 6-3　実習の手順

実施 6-2　血球の観察

(1) 作成した血液塗抹標本を顕微鏡下で観察する（図 6-4 参照）．血球の大きさはミクロメーターを用いて計測する．

(2) 各種血球（赤血球，顆粒球，単球，リンパ球）を区別し，別冊にスケッチする．核の形と血球の大きさから血球が区別できる（図 6-5）．

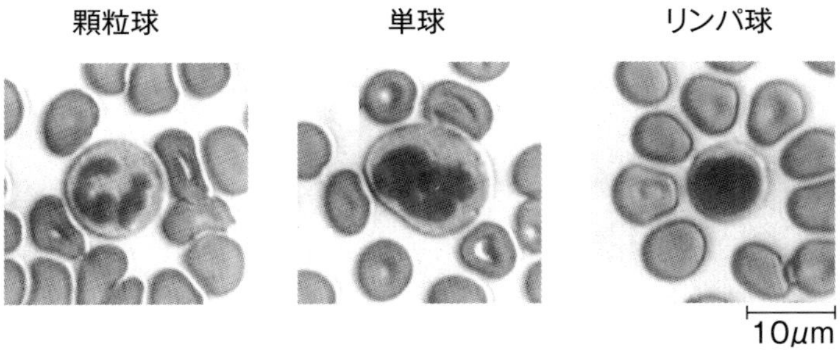

図 6-4　**血液塗抹標本（ギムザ染色）**
中央は各白血球，周囲の細胞は赤血球.

❑ サイドメモ－8　ギムザ染色

ギムザ液には，メチレンブルーとアズール（塩基性色素），エオジン（酸性色素）が含まれる．ギムザ液は核を青紫によく染めるが，好塩基球や好中球の顆粒の染色は悪い．好酸球の顆粒は酸性色素により赤橙色に，好塩基球の顆粒は塩基性色素により紫色に，好中球の顆粒は中性色素により淡桃色に染まる．

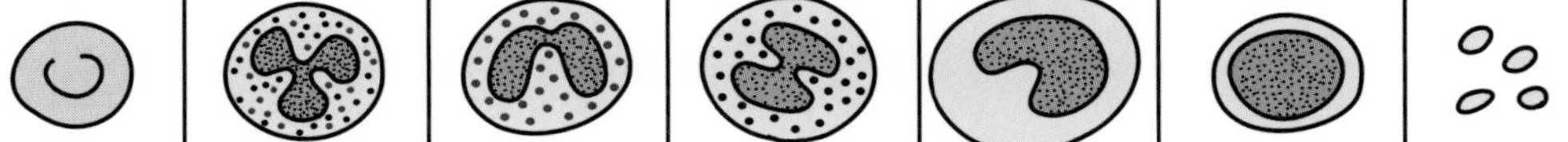

	赤血球	白血球					血小板
		顆粒球					
		好中球	好酸球	好塩基球	単球	リンパ球	
		50〜70%	1〜2%	<1%	約5%	約30%	
直径	7〜8μm	約10μm	10〜16μm	12〜18μm	15〜20μm	6〜10μm	2〜5μm
数	500万（男） 450万（女）	4,000〜8,000					15〜40万

図 6-5　**血球の分類**[3)]
数値は上から各白血球が全白血球に占める比率，血球の直径，血液 1 mm^3 中の血球数を示す.

■ レポートのポイント

各血球のスケッチをする．スケッチには観察倍率（接眼レンズの倍率×対物レンズの倍率）及びミクロメーターで計測したスケールも書く．ミクロメーターを使わない場合は，赤血球を基準として各血球の大きさ関係が分かるようにする．

■ 設問

1）各血球はどのような形状で，大きさ（直径）はどれくらいか.
2）各血球はどのような機能をもつか.

実習 7 血球数とヘマトクリット値の計測

目的

1）血球計算盤を用いて，血球数を測定する．
2）溶血現象を観察して，理解する．
3）ヘマトクリット値を測定する．

準備

1）ヒトでの血液の採取は，医師の監督の下で行う．
2）顕微鏡，血球計算盤，カバーグラス，蒸留水，生理食塩水，チュルク液（5頁参照），カウンター，消毒綿（アルコール・ノンアルコール），採血用ディスポーザブルランセット，マイクロピペット，チップ，ディスポーザブルチューブ，ヘパリン処理ヘマトクリット管，パテ，ヘマトクリット遠心機，絆創膏，医療用使い捨て手袋（感染を防ぐために実験者が着用）を用意する．
3）血球計算盤にカバーグラスをのせ，指でカバーグラスの端を軽く押して，ニュートンリング（縞模様）ができるように密着させる（図7-1）．
4）計算盤を顕微鏡にセットし，弱拡大でピントを合わせ，計算盤の目盛りを視野の下にもってくる．

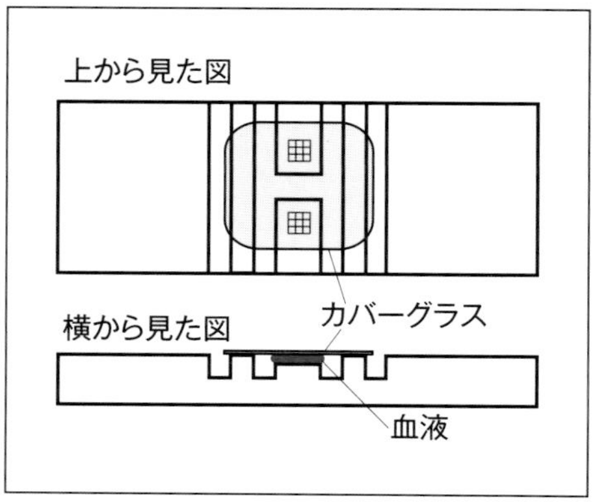

図7-1　血球計算盤

実施

▼本実習の注意事項

・アルコールに対するアレルギーの有無を確認し，消毒綿を選ぶ．
・血液の取り扱い
（1）他人の血液に直接触れると感染の可能性があるため，触れないように注意する．
（2）穿刺した指は直ちに止血して絆創膏をはり，血が止まっていることを確認する．
（3）他人の血液に直接触れた場合は，直ちに流水でしっかり洗い流し，消毒用石鹸で洗浄する．
（4）血液が器具や机などに付いた場合は，直ちに消毒用アルコール綿で拭き取る．

実施7-1 生理食塩水で希釈した血液の赤血球数計測

(1) マイクロピペットを用い，生理食塩水 1,990 μL をディスポーザブルチューブに入れる．
(2) 実習 6 と同様にして手の指先から自分で採血する（実習 6 参照）．マイクロピペットを用い，出てきた血液を 10 μL 採取する．
(3) ピペットチップの先端に付いた余分な血液を拭き取り，(1)に加えて（200 倍希釈），静かによく混合する．
(4) よく混合した血液の希釈液をピペットで適量採り，血球計算盤とカバーグラスの間の隙間に静かに滴下すると，希釈した血液が毛細管現象で隙間に流れ込む（図 7-1）．
(5) 血球が血球計算盤の底に沈んだら（約 1 分後），血球数の計測を始める．
(6) 計算盤の中区画（小区画 16 個よりなる，図 7-2 で赤枠で囲った領域）を 5 個選び，各中区画の中にある赤血球数をカウンターを用いて数え，別冊の表に記入する．顕微鏡の倍率を 200 倍程度にすると数えやすい．
(7) 中区画 5 個の赤血球数の合計を 10,000 倍して，血液 1 mm^3 中の赤血球数を求める．

実施7-2 チュルク液で希釈した血液の白血球数計測

基本は実施 7-1 赤血球の計測と同じであるが，希釈液としてチュルク液を用いる．チュルク液で希釈すると，赤血球が破壊され，白血球は核が染まるため，観察しやすくなる．

(1) マイクロピペットを用い，チュルク液 90 μL をディスポーザブルチューブに入れる．
(2) 手の指先を穿刺し，マイクロピペットを用い，出てきた血液を 10 μL 採取する．ピペットチップの先端に付いた余分な血液を拭き取り，(1)のチュルク液に加えて（10 倍希釈），静かによく混合する．
(3) 実施 7-1 の(4)～(5)と同じ．
(4) 計算盤の大区画（図 7-2 で薄ピンク枠で囲った領域）4 個の白血球数をカウンターを用いて数え，別冊の表に記入する（図 7-2）．顕微鏡の倍率を 100 倍程度にすると数えやすい．
(5) 大区画 4 個の白血球数の合計を 25 倍して，血液 1 mm^3 中の白血球数を求める．

実施7-3 蒸留水で希釈した血液の観察

生理食塩水の代わりに蒸留水で希釈した血液を実施 7-1 と同様にして顕微鏡で観察する．

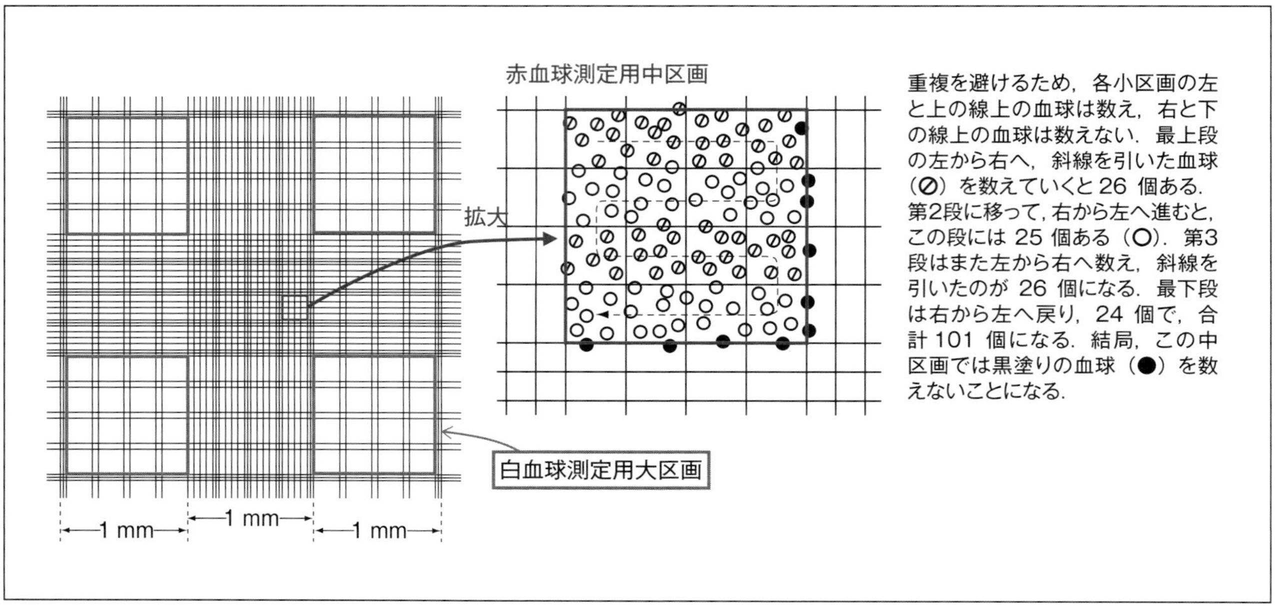
赤血球測定用中区画
拡大
白血球測定用大区画
1 mm
1 mm
1 mm
重複を避けるため，各小区画の左と上の線上の血球は数え，右と下の線上の血球は数えない．最上段の左から右へ，斜線を引いた血球（⊘）を数えていくと26 個ある．第2段に移って，右から左へ進むと，この段には 25 個ある（○）．第3段はまた左から右へ数え，斜線を引いたのが 26 個になる．最下段は右から左へ戻り，24 個で，合計 101 個になる．結局，この中区画では黒塗りの血球（●）を数えないことになる．

図 7-2　Bürker-Türk 式血球計算盤の目盛と血球の計測方法[5)]

❑ サイドメモ－9　赤血球数の算出方法

小区画の 1 辺の長さは 1/20 mm で，深さは 1/10 mm であるので，小区画 1 個の体積は，

$1/20 \times 1/20 \times 1/10 = 1/4{,}000\ \mathrm{mm}^3$

小区画 16 個からなる中区画 5 個の合計体積は

$1/4{,}000 \times 16 \times 5 = 1/50\ \mathrm{mm}^3$

血液は 200 倍に希釈してあるので

血液 1 mm^3 中の赤血球数

＝中区画 5 個の合計数 × 50 × 200

❑ サイドメモ－10　白血球数の算出方法

大区画の 1 辺の長さは 1 mm，深さは 1/10 mm であるので，大区画 1 個の体積は，

$1 \times 1 \times 1/10 = 1/10\ \mathrm{mm}^3$

大区画 4 個の合計体積は，

$1/10 \times 4 = 4/10\ \mathrm{mm}^3$

血液は 10 倍に希釈してあるので，

血液 1 mm^3 中の白血球数は

＝大区画 4 個の合計数 × 10/4 × 10

実施 7-4　ヘマトクリット（Ht）値の測定

(1) 実施 7-1 と同様に指先を穿刺し，出てきた血液にヘマトクリット管を接触させ，毛細血管現象により血液を管に入れる．

(2) 血液を入れたヘマトクリット管の片側を人差し指で押さえ，反対側をパテに垂直に刺して，パテで栓をする．

(3) ヘマトクリット遠心機の回転板の溝に，ヘマトクリット管のパテを外側にして，回転軸に対して対称に並べ，11,000 rpm で 5 分間遠心する．

(4) ヘマトクリット値（Ht 値）を計測する（図 7-3）．

$$\frac{\text{b（赤血球の長さ；mm）}}{\text{a（血液全体の長さ；mm）}} \times 100 = \text{Ht 値（\%）}$$

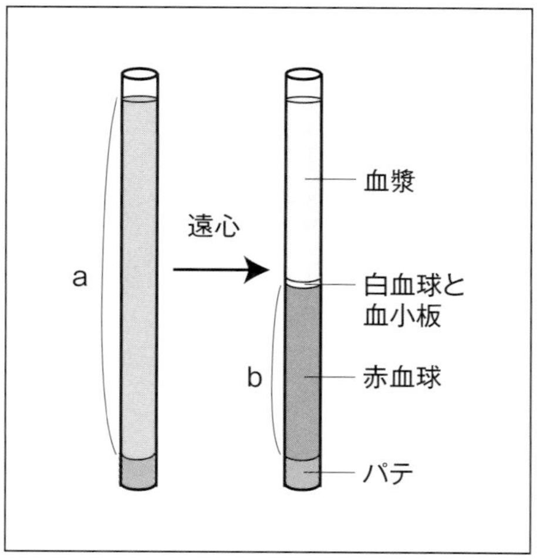

図 7-3　ヘマトクリット値の測定

■ レポートのポイント

1）正常時の赤血球と白血球の数，および蒸留水での希釈により赤血球と白血球がどうなったかをまとめる．
2）計測したヘマトクリット値を正常値と比較する．

■ 設問

1）赤血球数，白血球数，ヘマトクリット値の基準値（基準範囲）はいくつか．
2）溶血はどのようなしくみで起こるか．

実習8 消化液の作用

目的

1）唾液アミラーゼの働きを理解する．
2）タンパク質分解酵素（ペプシン，トリプシン）の働きを理解する．

準備

可溶性デンプン，卵，ペプシン，トリプシン，蒸留水，ルゴール液，試験管，ビーカー，0.01 mol/L 塩酸（HCl）溶液※，0.01 mol/L 水酸化ナトリウム（NaOH）溶液※，0.1 mol/L リン酸緩衝液（pH 7.5～8.0）※，ピペット，氷，湯，温度計，ストップウォッチ，秤，pH メーターを用意する．消毒綿（アルコール・ノンアルコール），消毒用石鹸．

※溶液の作成方法は，5 頁を参照する．薬品の保管・取扱には注意すること

実施

▼本実習の注意事項

・唾液の取り扱い
(1) 他人の唾液に直接触れると感染の可能性があるため，直接触れないように注意する．
(2) 他人の唾液に直接触れた場合は，直ちに流水でしっかり洗い流し，消毒用石鹸で洗浄する．
(3) 唾液が器具や机などに付いた場合は，直ちに消毒用アルコール綿で拭き取る．

・ペプシン・トリプシン（タンパク分解酵素），塩酸（強酸），水酸化ナトリウム（強アルカリ）の取り扱い
(1) これらは直接触れると痛みや傷害を起こすので，直接触れないように注意する．
(2) 直接触れた場合は，直ちに流水でしっかり洗い流し，痛みが続く場合は直ちに病院へ行く．

・保管と記録
(1) 試薬は鍵のかかる棚に保管し，管理ノートに使用量を記録する．

実施8-1 アミラーゼによるデンプン分解作用の観察

(1) 可溶性デンプンを 0.5 g 秤量してビーカーに入れ，蒸留水を加えて 50 g にしてよく溶かし，1%デンプン溶液を作る（図 8-1）．
(2) 口腔内を清浄にした後，水 5 mL を口腔内に含み，1 分後にビーカーに吐き出す．これを唾液原液とする．
(3) 表 8-1 の通りに，A～E の試験管にデンプン溶液，0.01 mol/L HCl 溶液，0.01 mol/L NaOH 溶液，蒸留水を入れ，よく混ぜる．

(4) A～D の試験管を 37℃の温水に，E の試験管を氷につける．

(5) (4) の A～E の試験管に唾液原液を表 8-1 の通りに入れ，温水あるいは氷中に 30 分間放置する（図 8-2）．

(6) 30 分後，全ての試験管を 2～3 分間沸騰水に入れ，酵素反応を停止させた後，室温で冷ます．

(7) 各試験管にルゴール液を 1 滴ずつ加えて混ぜ，溶液の色を観察して，別冊の表に記入する．ルゴール液は黄色であるが，デンプンと反応すると青紫色を示す（ヨウ素デンプン反応）．

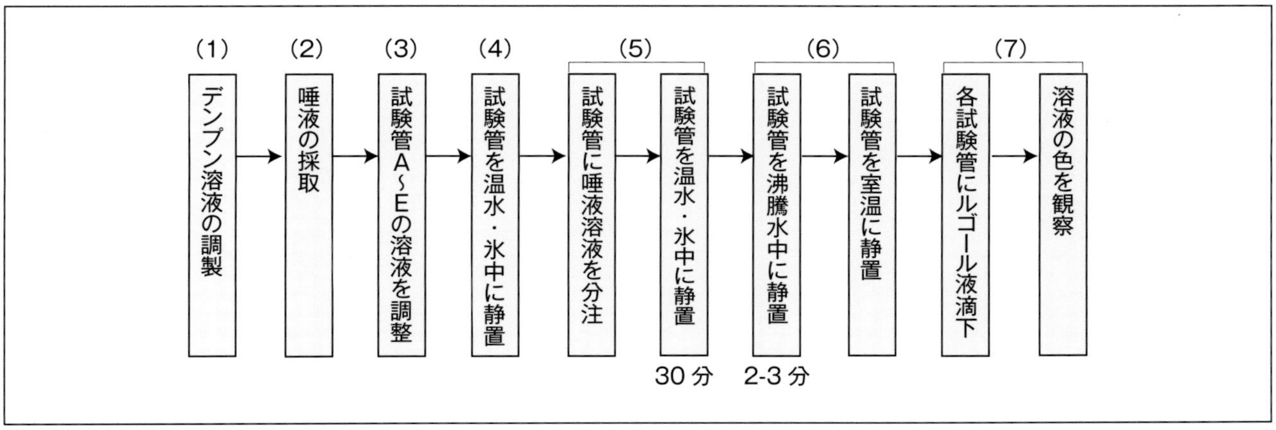

図 8-1　**実習（実施 8-1）の手順**

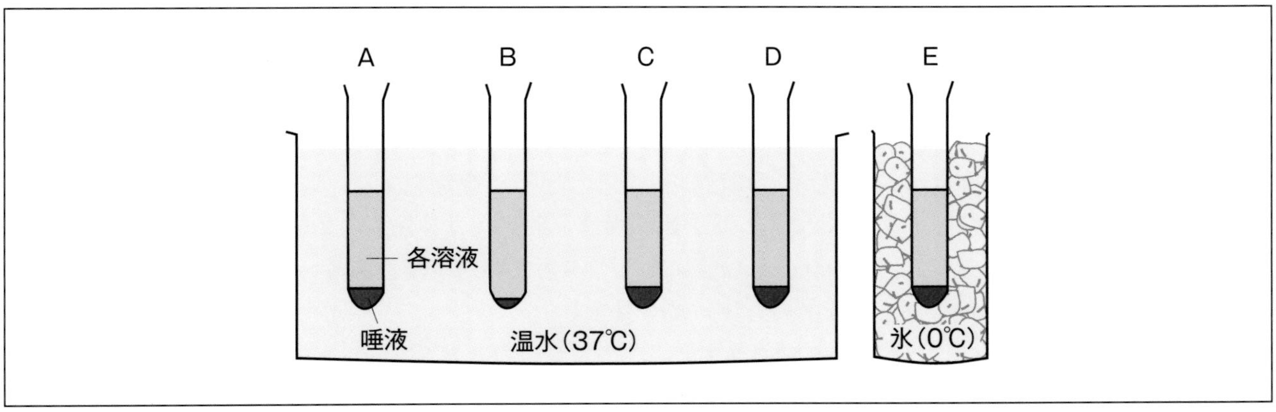

図 8-2　**実施 8-1 の実験方法の模式図**

表 8-1　**唾液によるデンプン分解作用の観察**

	試験管	A	B	C	D	E
手順(3)	デンプン溶液	1.0 mL	1.0 mL	1.0 mL	1.0 mL	1.0 mL
	HCl	なし	なし	0.1 mL	なし	なし
	NaOH	なし	なし	なし	1.0 mL	なし
	蒸留水	1.0 mL	1.8 mL	0.9 mL	なし	1.0 mL
手順(4)	温度	37℃	37℃	37℃	37℃	0℃
手順(5)	唾液原液	1.0 mL	0.2 mL	1.0 mL	1.0 mL	1.0 mL

❏サイドメモ－11　消化液の働き

糖質，タンパク質，脂肪などの各栄養素は，唾液，胃液，膵液，小腸上皮細胞に含まれる消化酵素の働きにより，それぞれグルコース等の単糖類，アミノ酸，脂肪酸とモノグリセリドなどの最終分解産物まで分解される（図 8-3，消化酵素を赤文字で示す）．

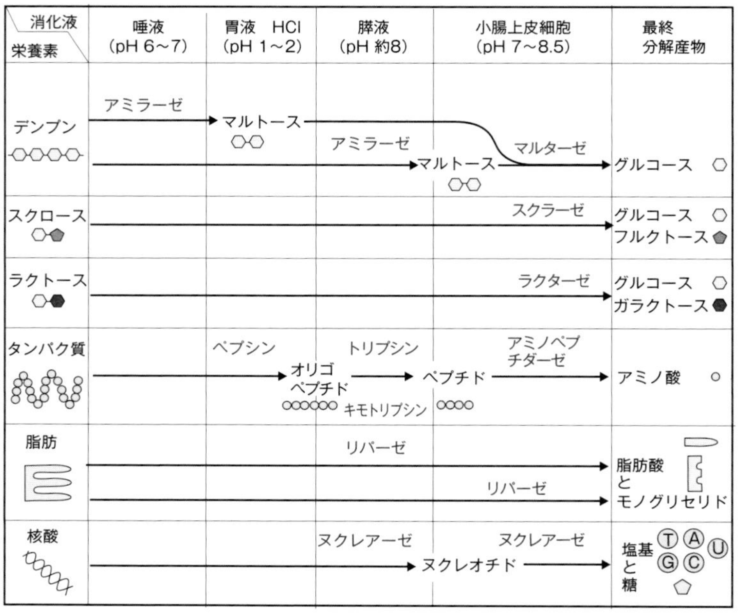

図 8-3　栄養素の主な消化過程[1)]

実施 8-2　ペプシンによるタンパク質分解作用の観察

(1) 固ゆでした卵白 1 個を乳鉢ですりつぶす．

(2) ペプシン 200 mg を 10 mL の溶媒で溶解し 2% 溶液を作製する．このとき溶媒は 0.01 mol/L の HCl（酸性）と，0.2 mol/L リン酸緩衝液（弱アルカリ性）の 2 種類とする．

(3) 表 8-2 の通りに，A～D の試験管にすりつぶした卵白，酸性あるいは弱アルカリ性のペプシン溶液，あるいは蒸留水を入れ，よく混ぜる．

(4) A，B，D の試験管を 37℃の温水に，C の試験管を氷に 30 分つける．

(5) A～D の試験管を 10 分ごとに観察する（写真を撮る）．30 分後に A～D の試験管内の内容物をろ過し，なるべく水分を除いてから卵白の重量を計測する．

(6) A～C の試験管の卵白の重量から D の試験管の卵白の重量を引いた値を計算し，これをペプシンによるタンパク質の分解量とする．

表 8-2　ペプシンによるタンパク質分解作用の観察

	試験管	A	B	C	D
手順（1）	卵白	1,000 mg	1,000 mg	1,000 mg	1,000 mg
手順（2） 手順（3）	ペプシン溶液（酸性）	2 mL	なし	2 mL	なし
	ペプシン溶液（弱アルカリ性）	なし	2 mL	なし	なし
	蒸留水	なし	なし	なし	2 mL
手順（4）	温度	37℃	37℃	0℃	37℃

実施8-3 トリプシンによるタンパク質分解作用の観察

(1) 実施8-2の(1)と同様にしてすりつぶした卵白を作製する.
(2) トリプシン200 mgを10 mLの溶媒で溶解し2%溶液を作製する. 実施8-2の(2)と同様に溶媒は0.01 mol/LのHCl（酸性）と, リン酸緩衝液（弱アルカリ性）の2種類とする.
(3) 表8-3の通りに, A～Dの試験管にすりつぶした卵白および酸性あるいは弱アルカリ性のトリプシン溶液, あるいは蒸留水を入れ, よく混ぜる.
(4) A, B, Dの試験管を37℃の温水に, Cの試験管を氷に30分つける.
(5) 実施8-2と同様にして, A～Dの試験管を10分ごとに観察する（写真を撮る）. 30分後にA～Dの試験管内の内容物をろ過し, なるべく水分を除いてから卵白の重量を計測する.
(6) A～Cの試験管の卵白の重量からDの試験管の卵白の重量を引いた値を計算し, これをペプシンによるタンパク質の分解量とする.

表8-3 トリプシンによるタンパク質分解作用の観察

	試験管	A	B	C	D
手順（1）	卵白	1,000 mg	1,000 mg	1,000 mg	1,000 mg
手順（2） 手順（3）	トリプシン溶液（酸性）	なし	2 mL	なし	なし
	トリプシン溶液（弱アルカリ性）	2 mL	なし	2 mL	なし
	蒸留水	なし	なし	なし	2 mL
手順（4）	温度	37℃	37℃	0℃	37℃

レポートのポイント

1) 実施8-1：A～Eの試験管の色はどうなったか. 唾液のデンプン分解作用について, pHとの関係, 温度との関係をまとめる.
2) 実施8-1：AとBの試験管の色の違いを比較し, 唾液の濃度とデンプン分解作用の程度の関係をまとめる.
3) 実施8-2・8-3：ペプシンとトリプシンのタンパク質分解作用について, pHとの関係, 温度との関係をまとめる.

設 問

(1) 唾液アミラーゼはどのような働きを持つか.
(2) ペプシンとトリプシンはどのような働きを持つか.
(3) 酵素の作用と温度にはどのような関係があるか.
(4) 酵素の作用とpHにはどのような関係があるか.

実習 9 体温の測定
—深部体温と皮膚温

目的

1）深部体温と皮膚温を測定し，体温の身体部位による違いを理解する．
2）下肢温水浴，運動により深部体温と各部位の皮膚温がどのように変化するかを調べ，体温調節の仕組みを考える．

準備

1）被験者はタンクトップと短パンを着用する．
2）体温計（実測式または予測式電子体温計），耳式体温計，皮膚赤外線体温計（または熱電対温度計），ストップウォッチ，温度計，マット，42℃の温水を用意する．

実施

実施9-1 安静時の深部体温と皮膚温の測定

(1) 室温を25～30℃に保ち，測定時の室温を記録する．
(2) 座位の状態で深部体温として腋窩温，口腔温，鼓膜温を（3）～(5) のように測定する（図9-1）．各部位の体温測定時間は，体温計のマニュアルに従う．
(3) 腋窩温は体温計を腋窩に挟み，腋窩をしっかり閉じて測定する．
(4) 口腔温は体温計を舌下に入れて測定する．
(5) 鼓膜温は耳式体温計のセンサー部分を耳の中に入れて測定する．
(6) 額，胸部，腹部，上腕，前腕，大腿，下腿の7カ所の皮膚温を測定する．皮膚赤外線体温計の場合は，センサーを皮膚に近づけて接触させずに測定する．熱電対温度計の場合は，測定部位の皮膚にセンサーを当ててテープで固定して測定する．

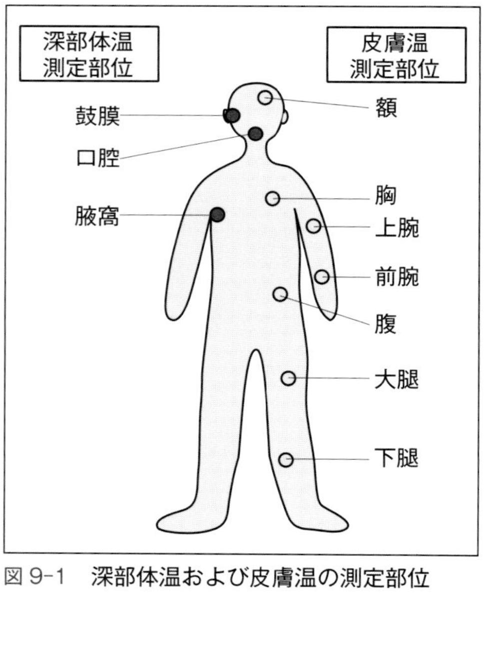

図9-1 深部体温および皮膚温の測定部位

実施9-2 下肢温水浴が深部体温と皮膚温に及ぼす影響

(1) 42℃の温水を用意する．
(2) 座位にて安静時の鼓膜温と7カ所（実施9-1(6)参照）の皮膚温を測定した後，42℃の温水に両側の下肢を20分間浸ける（くるぶしの10 cm上までの足浴）.

(3) 下肢を浸けた直後，2分後，4分後，……と2分ごとに20分まで，鼓膜温と7カ所の皮膚温および水温を測定する．足浴中に温水を足して温度が低下しないようにする．温水浴中に，被験者がのぼせ感などの気分の悪化を訴えた場合はすぐに中止する．

(4) 横軸を時間，縦軸を鼓膜温，各部位の皮膚温，水温として，下肢温水浴による変化を折れ線グラフにする．

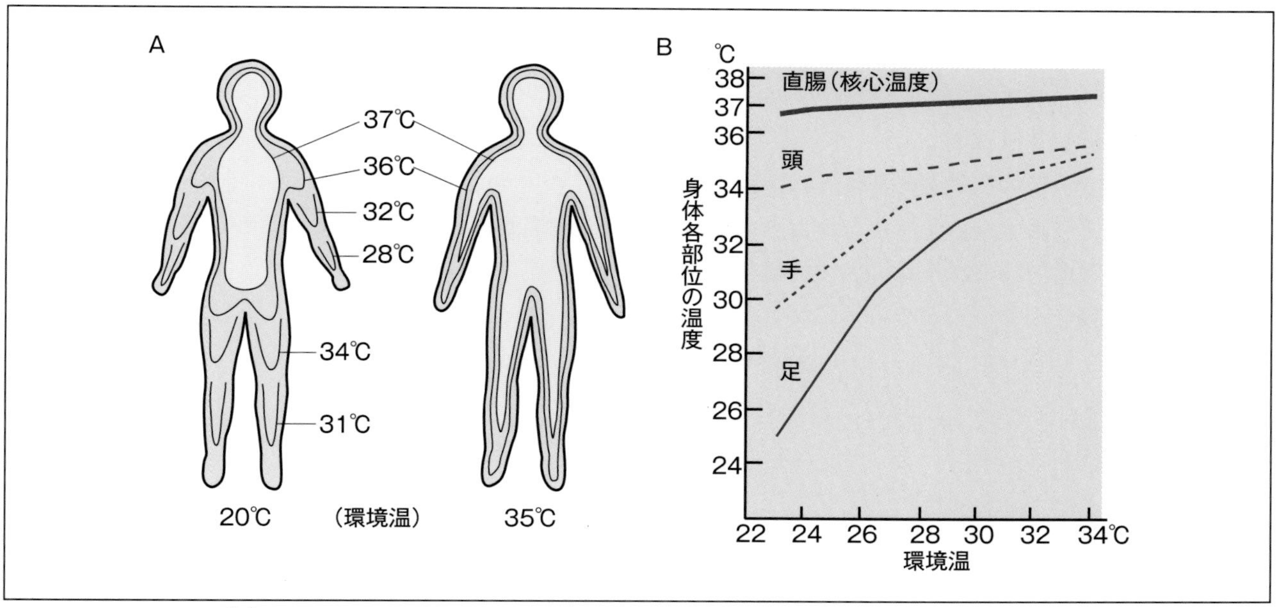

図9-2　体温の部位差[6),7)]

実施9-3　運動が深部体温と皮膚温に及ぼす影響

(1) 安静時の鼓膜温と，7カ所（実施9-1(6)参照）の皮膚温を測定した後，膝の屈伸運動を1分間行う（図9-3）.

(2) 運動負荷直後，2分後，4分後，……と2分ごとに20分後まで，鼓膜温と7カ所の皮膚温を測定する．

(3) 横軸を時間，縦軸を鼓膜温，各部位の皮膚温として，運動負荷による変化をグラフにする．

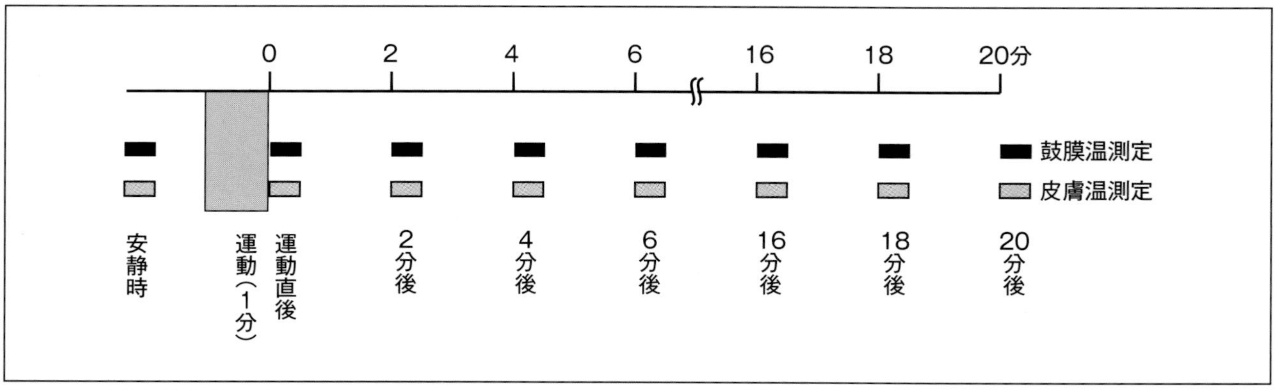

図9-3　運動負荷実験のプロセス

レポートのポイント

1）深部体温は腋窩温，口腔温，鼓膜温でどのような違いが見られたかをまとめる．
2）皮膚温は，額，胸部，腹部，上腕，前腕，大腿，下腿の7カ所でどのような違いが見られたかをまとめる．
3）温水浴や運動により，深部体温（鼓膜温）と7カ所の皮膚温に見られる変化の時間経過をまとめる．

設問

1）深部体温は腋窩温，口腔温，鼓膜温でどのように異なるか．
2）安静時の皮膚温の部位差は，環境温度が20℃のときと35℃のとき，それぞれどうなるか．
3）下肢温水浴により深部体温と身体各部位の皮膚温が変化するのはどのような機序によるか．
4）運動により深部体温と皮膚温にどのような変化がみられるか．
5）発汗が体温にどのように関わっているか．

実習 10 温熱性発汗

目的

暑熱時に身体の種々の部位で起こる発汗を観察し，温熱性発汗による暑熱時の体温調節機能について考察する．

準備

1）被験者はタンクトップと短パンを着用する．

2）ヨウ素，無水エタノール，可溶性デンプン，ヒマシ油，刷毛，お湯，バケツ，ストップウォッチ，拡大鏡，カウンター，温度計，秤を用意する．

実施

▼本実習の注意事項

・被験者の前腕内側の一部にヨウ素・アルコール液を少し塗り，ヨウ素に対してアレルギーがないことを確認する．アレルギーのある人は被験者になってはいけない．

・温水浴の際に，のぼせなどの気分の悪化を被験者が訴えた場合はすぐに中止する．

・保管と記録

（1）試薬は鍵のかかる棚に保管し，管理ノートに使用量を記録する．

実施10-1 温熱性発汗の観察

（1）和田－高垣試薬を調整する（図 10-1）．

A 液：ヨウ素 2～3 g を無水エタノール 100 mL に溶解し，ヨウ素・アルコール液をつくる．

B 液：可溶性デンプン 50～100 g とヒマシ油 100 mL を混合する．

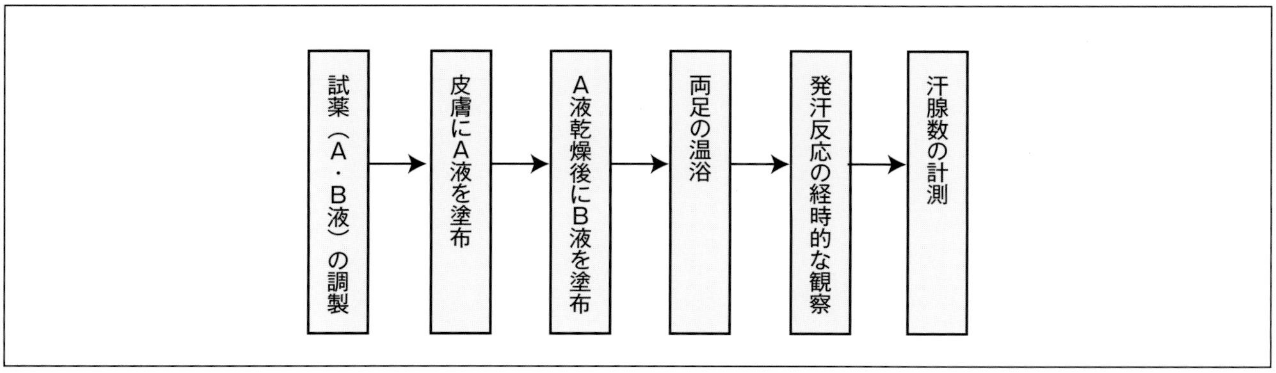

図 10-1　実習の手順

(2) 室温を25～30℃に保ち，測定時の室温を記録する．
(3) 被験者の胸部，背部，前腕，大腿の4カ所の皮膚表面に約3 cm×3 cmの範囲で和田－高垣試薬A液を刷毛で塗る．
(4) A液が乾燥した後，その上にB液を刷毛で薄く塗る．汗腺から汗が出ると，ヨウ素デンプン反応が起こり暗紫色に着色する．
(5) 被験者は座位の状態で，両足を約42℃の温水中に30分間浸ける（図10-2）．浸けると同時にストップウォッチで時間を計り始める．
(6) 温水に足をつけてから発汗が開始するまでの時間を各皮膚部位で測定し，別冊の表に記入する．

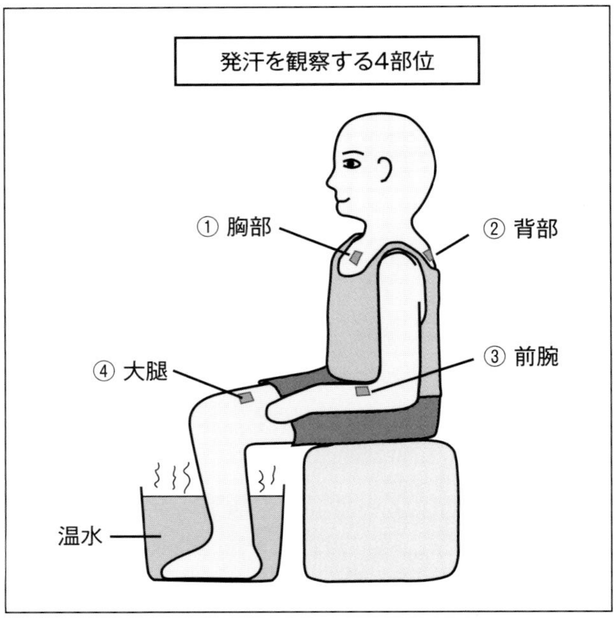

図10-2　温熱性発汗の観察

(7) 時間とともに発汗反応がどのように変化するか観察し別冊に記入する．
(8) 30分経過後に両足を温水中から出した後，各皮膚部位で1 cm^2 面積内の汗腺の数を拡大鏡を使って数え，別冊の表に記入する．

＊温熱性発汗が起こりにくいときは，被験者に温かい飲み物を飲ませる．
＊温水浴中，水温を測定し，温水を足して水温が低下しないようにする．

❏サイドメモ－12　発汗の仕組み

発汗は皮膚表面に広く分布している汗腺で行われる．汗腺はエクリン腺とアポクリン腺とに区別される．エクリン腺は全身に分布しており，一方，アポクリン腺の大部分は腋窩にあり，一部は陰部にある．温熱性発汗は主にエクリン腺で起こる．汗腺は交感神経によって支配されており，この神経活動が亢進すると，汗腺が活動して発汗が起こる（図10-3）．

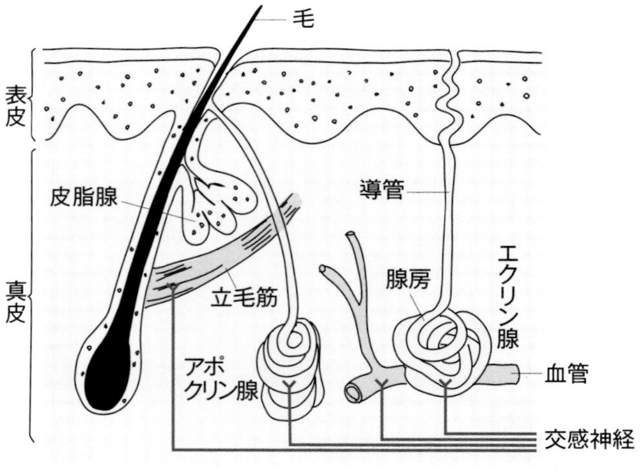

図10-3　汗腺その他の皮膚付属器官の模式図[8)]

補 足 ～簡便な方法～

濾紙を用いて，おおよその発汗量を測定してみよう．

(1) 0.001 g（1 mg）まで測定できる秤を用意する．濾紙を 1×1 cm に切り（3 枚／人），重さを測る．

(2) 座位の被験者の肩，前腕，大腿に濾紙を置く．実施 10-1（5）と同様に，両足を温水に 10 分浸ける．

(3) 10 分後に濾紙の重さを測って（1）の重さと比較し，10 分間の発汗量を算出する．

(4) 部位ごとの発汗量を比較する．

表 10-1　**補足の例**

部位	濾紙の重量（mg）		
	温水刺激前（1）	温水刺激後（3）	差（発汗量）
肩	950	985	35
前腕	850	869	19
大腿	982	1,045	63

レポートのポイント

1）温熱性発汗の開始時間は，身体部位によりどのような違いが見られたかをまとめる．

2）発汗の起こった汗腺の密度は，身体部位によりどのような違いが見られたかをまとめる．

設 問

温熱性発汗による体温調節はどのような仕組みによるか．

実習 11 精神性発汗

目的

1）精神的ストレスに対する汗腺活動を電気的に測定する（皮膚電位反応の測定）.
2）精神性発汗の様子を，マイクロスコープを用いて直接観察する.
3）精神的緊張時などに起こる精神性発汗の仕組みを考察する.

準備

1）皮膚電位反応の記録：皿電極（銀－塩化銀電極），消毒綿（アルコール・ノンアルコール），電極ペースト，生体電気記録用機器（4 頁参照），紙テープを用意する.
2）マイクロスコープを用いた発汗の観察：マイクロスコープ，モニター（パソコン），プリンターを用意する.

実施

▼本実習の注意事項

・アルコールに対するアレルギーの有無を確認し，消毒綿を選ぶ.

実施 11-1 皮膚電位反応の観察

(1) 4 頁の設定を参照して皮膚電位反応を記録する機器を準備する.
(2) 第 2 指と手首の内側をアルコール綿でふく.
(3) 皿電極のくぼみを埋めるように，電極ペーストを多めにつける．第 2 指の腹側部に＋電極を，同側の手首内側に－電極及びアース電極を装着し，紙テープで固定する（図 11-1）.
(4) 安静状態で皮膚電位の基線が安定したら，暗算あるいは英文朗読や音刺激などの精神的ストレスを与え，その際の皮膚電位反応を観察し，記録する.

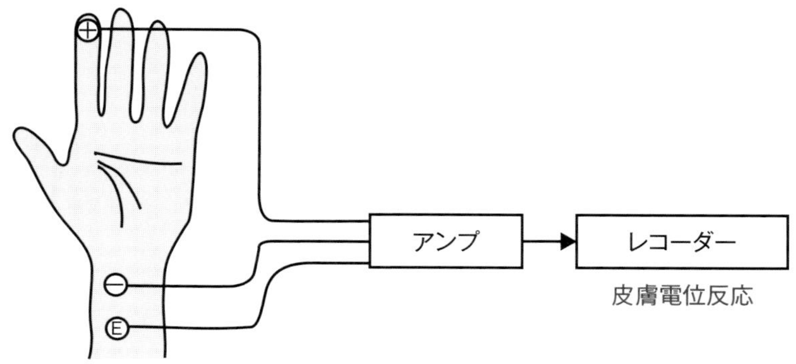

図 11-1 皮膚電位反応の測定

❏ サイドメモー13　精神性発汗と皮膚電位反応

発汗には，体温調節に重要な温熱性発汗の他に，精神性発汗がある．精神性発汗は精神的緊張時などに手掌や足底にみられる．皮膚電位反応（skin potential response, SPR）は，手掌（手指）に一対の電極を装着して皮膚の電位差を測定し，汗腺活動を電気的に測定する（図 11-2）．

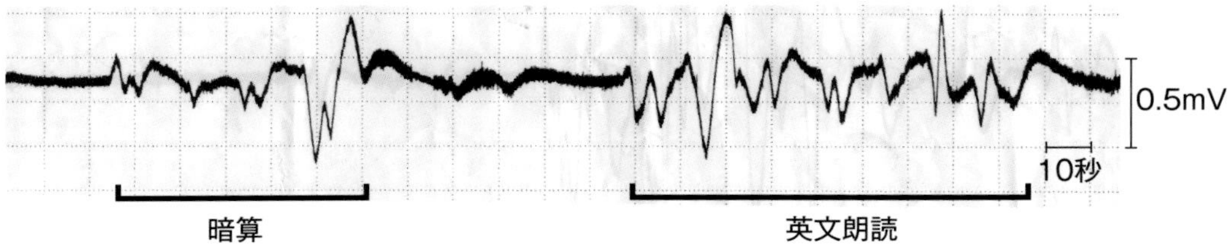

図 11-2　皮膚電位反応の例

実施 11-2　マイクロスコープを用いた精神性発汗の観察

(1) マイクロスコープのレンズ部を手掌に当て，倍率を約 50〜100 倍にして汗腺にピントを合わせ，汗が分泌される様子を観察する（図 11-3）．
(2) 安静時の手掌の汗腺を観察する．
(3) 暗算あるいは英文朗読，音刺激などの精神的ストレスを与えた際の手掌からの発汗の様子を観察する．

＊デジタル顕微鏡は，スマホに接続できる安価なものが多く市販されている．観察しやすく，便利である．

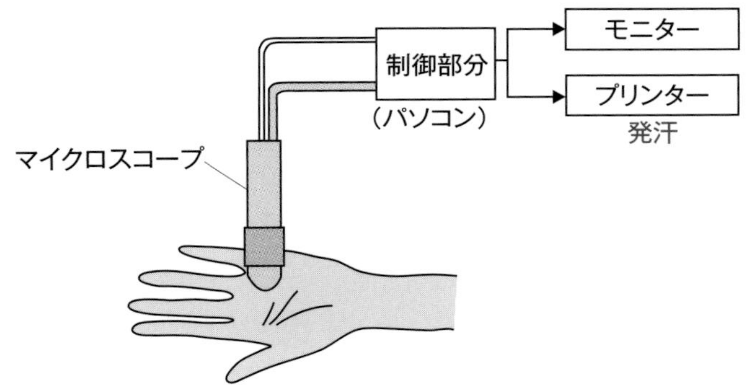

図 11-3　マイクロスコープによる発汗の観察

レポートのポイント

1) 精神的ストレスによる皮膚電位反応がどのように観察されたかをまとめる．
2) 汗腺からの発汗はどのように観察されたか．

設問

精神性発汗が起こるのはどのような仕組みによるか．

実習12 腎臓における尿生成

目的

1）安静時の尿量・尿比重・pH を調べる.
2）低張液（水）あるいは等張液（生理食塩水）を飲んだ際のそれらの変化を調べ，腎臓による体液調節の仕組みを理解する.

準備

1）水，生理食塩水（0.9%NaCl），紙コップ（あるいは目盛入検査用紙コップ），メスシリンダー，尿比重屈折計（あるいは尿比重計），pH メーターを用意する．比重と pH の測定には試験紙を用いてもよい．消毒綿（アルコール・ノンアルコール），消毒用石鹸.
2）被験者は，実験開始の 1 時間前に膀胱が空になるように排尿し，安静にする.
3）被験者を A・B の 2 群に分ける．実施 12-1 の安静時の尿量・尿比重・pH の測定は全被験者で行い，12-2 は A 群，12-3 は B 群で行う.

実施

▼本実習の注意事項

・尿の扱い
(1) 他人の尿に直接触れると感染の可能性があるため，直接触れないように注意する.
(2) 他人の尿に直接触れた場合は，直ちに流水でしっかり洗い流し，消毒用石鹸で洗浄する.
(3) 尿が器具や机などに付いた場合は，直ちに消毒用アルコール綿で拭き取る.

実施12-1 安静時の尿量・尿比重・pH の測定（A 群および B 群）

(1) 被験者は膀胱を空にして 1 時間安静にした後，再び膀胱を空にするように排尿し，尿を全量紙コップに採取する（図 12-1，2）.
(2) 採取した尿の量をメスシリンダーで測定する.
(3) 尿の比重と pH を測定する.
(4) 採尿の間隔と尿量とから，腎臓が尿を生成する速度（mL/分）を求める.

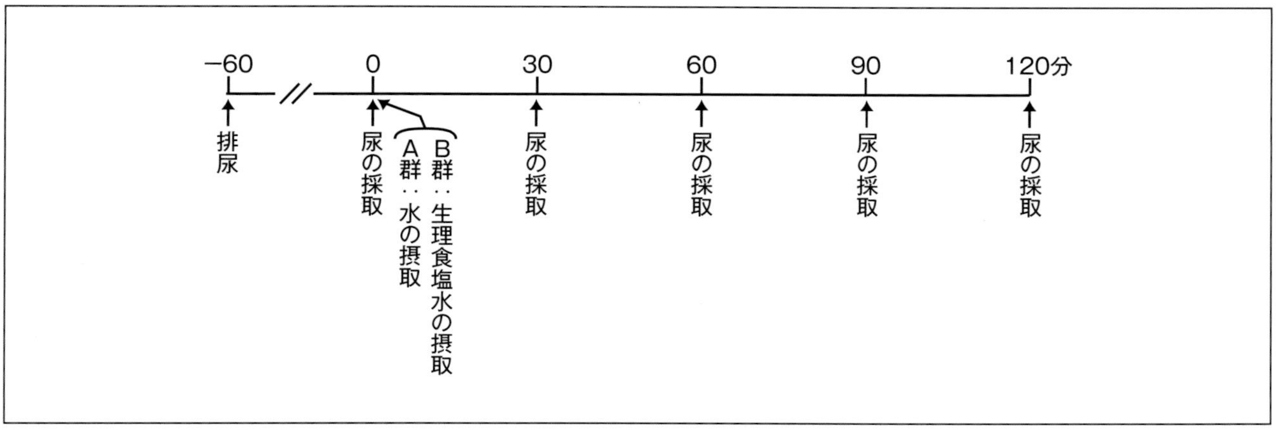

図 12-1　水あるいは生理食塩水の摂取前後の尿の量と比重と pH を測定する実験のプロセス

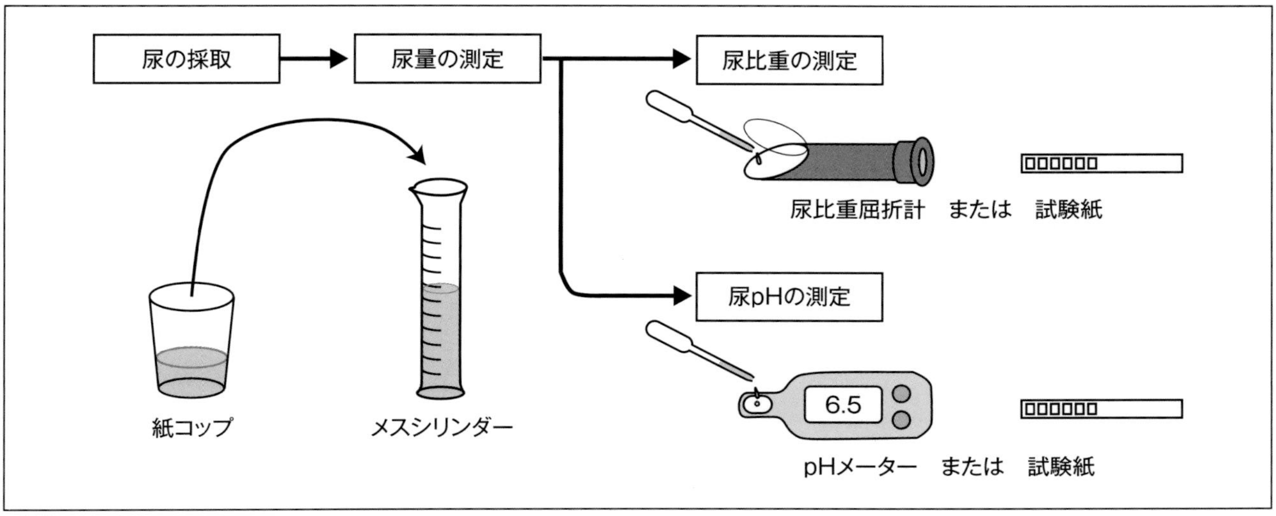

図 12-2　採尿および尿の量と比重と pH を測定する実験方法

実施 12-2　低張液摂取後の尿量・尿比重・pH の測定（A 群）

(1) A 群の被験者は，実施 12-1 の安静時の排尿が終わった後，水 500 mL を飲み安静にする．30 分おきに尿を全量採取する．

(2) 実施 12-1 と同様にして採取した尿の量と比重と pH を測定し，腎臓が尿を生成する速度（mL/分）を求める．

実施 12-3　等張液摂取後の尿量・尿比重・pH の測定（B 群）

(1) B 群の被験者は，実施 12-1 の安静時の排尿が終わった後，生理食塩水 500 mL を飲み安静にする．30 分おきに尿を全量採取する．

(2) 採取した尿の量と比重と pH を測定し，腎臓が尿を生成する速度（mL/ 分）を求める．

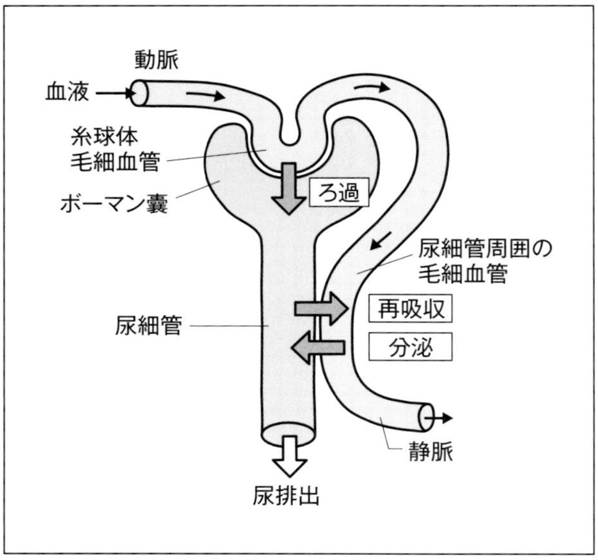

図 12-3　尿生成の過程[3)]

表 12-1　主な物質の糸球体濾過量と尿細管再吸収量（一日の量）[3)]

物質	糸球体濾過量	尿内の量	尿細管の再吸収量
水	150 L	1.5 L	99%
Na^+	630 g	3.2 g	99.5%
グルコース	180 g	0 g	100%
尿素	54 g	30 g	44%

❏サイドメモー14　尿量の調節

腎臓に入った血液は，糸球体で濾過（ろか）され原尿となる．原尿から血液中に必要な物質が水とともに再吸収され，身体に不必要な物質は血液中からさらに分泌される．この再吸収と分泌は尿細管で行われる（図 12-3）．

腎血流量から血球成分を除いた流量を腎血漿流量（RPF）といい，1 分間に約 500～700 mL である．このうち約 20％の 100～150 mL/分が糸球体でろ過される．これを糸球体濾過量（GFR）という．GFR 100 mL/分の時，1 日あたりの糸球体濾過量は，100×60×24≒150,000 mL（＝150 L）にもなるが，尿細管を流れる間に濾液の水分の約 99％は再吸収されて血液中に回収される．残る 1％の水分約 1.5 L が尿として排泄される（表 12-1）．

体内の水分が過剰であったり浸透圧が低下したりすると，尿細管での水の再吸収が減少し，希薄な尿が多量に排泄される．一方，水分が不足したり浸透圧が上昇したりすると水の再吸収が増し，濃縮した尿が少量排泄される．このように尿量は体液の量や浸透圧が一定に保たれるように調節されている．

レポートのポイント

1）安静時の尿の量（生成速度），比重，pH の基準値を調べ，測定結果と比較する．
2）低張液あるいは等張液を飲むと，尿の量（尿生成速度），比重，pH はどのように変化したかをまとめる．

設 問

1）多量に水を摂取すると，尿量が変化するのはなぜか．
2）同じ量の水と生理食塩水を飲んだとき，飲水後の尿量に違いが生じるのはなぜか．

実習 13

血糖値の測定
―糖負荷と運動負荷

目的

1）空腹時および糖負荷後の血糖値を測定し，血糖調節機能を考察する．
2）運動により血糖値がどのように変化するかを観察し，その仕組みを考察する．

準備

1）ヒトでの血液の採取は，医師の監督の下で行う．
2）簡易血糖測定器，消毒綿（アルコール・ノンアルコール），採血用ディスポーザブルランセット，グルコース（無水ブドウ糖）75 g，秤，水，ストップウォッチ，医療用使い捨て手袋（感染を防ぐために実験者が着用）を用意する．
3）糖質水溶液（無水ブドウ糖 75g を水 200～300 mL 程度に溶解）を作る（経口糖忍容力試験用糖質液 75 g を用いても良い）．
4）被験者を A・B の 2 群に分ける．実施 13-1 は A 群，13-2 は B 群で行う．

実施

▼本実習の注意事項

・アルコールに対するアレルギーの有無を確認し，消毒綿を選ぶ．
・血液の取り扱い
(1) 他人の血液に直接触れると感染の可能性があるため，触れないように注意する．
(2) 穿刺した指は直ちに止血して絆創膏をはり，血が止まっていることを確認する．
(3) 他人の血液に直接触れた場合は，直ちに流水でしっかり洗い流し，消毒用石鹸で洗浄する．
(4) 血液が器具や机などに付いた場合は，直ちに消毒用アルコール綿で拭き取る．

実施 13-1 空腹時および糖負荷後の血糖値の測定

(1) 血糖値の測定：流水で手を洗浄後，指先側面をアルコール綿で消毒し，自分でランセットを用いて穿刺する．出てきた血液を簡易血糖測定器のセンサ部につけて血糖値を測定する（図 13-1）．
(2) 空腹時の血糖値を測定する．測定前に最後に食事を摂取してから経過した時間を記録する．（糖尿病診断のための糖負荷試験では，10 時間以上絶食後，朝食前に検査する）
(3) 糖質水溶液を経口摂取する．摂取後，30 分，60 分，120 分の血糖値を測定し（図 13-2A），別冊の表に記入する．
(4) 横軸を時間，縦軸を血糖値として，糖負荷による変化を折れ線グラフにする．

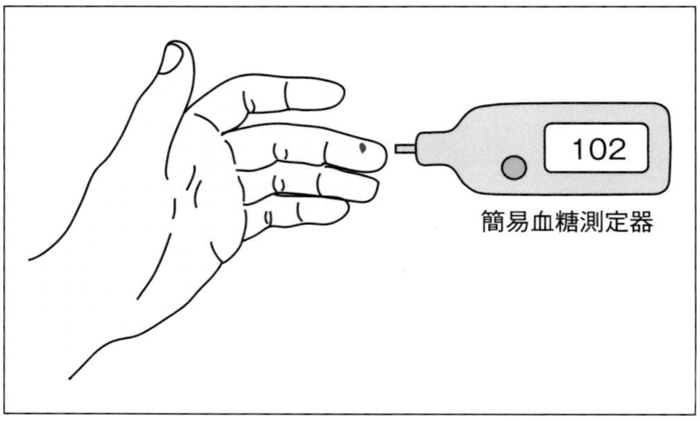

図 13-1　自己採血による血糖値測定

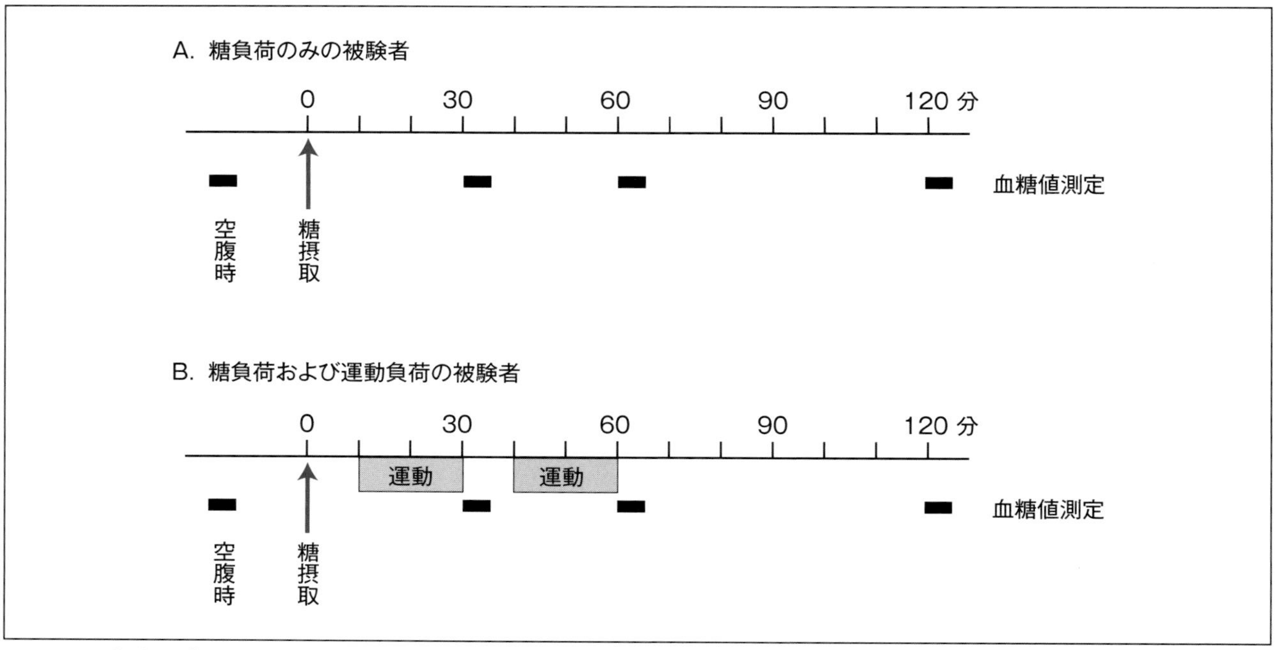

図 13-2　実験のプロセス

実施 13-2　運動負荷が糖負荷後の血糖値に及ぼす影響

(1) 実施 13-1 と同様にして，空腹時血糖値を測定した後，糖質水溶液を経口摂取する．

(2) グルコース摂取 10 分後から 20 分間，40 分後から 20 分間，運動（ジョギング，自転車こぎ，階段昇降など）を行う．

(3) グルコース摂取後，30 分，60 分，120 分の血糖値を測定し（図 13-2B），別冊の表に記入する．

(4) 横軸を時間，縦軸を血糖値として，糖負荷・運動負荷による変化を折れ線グラフにする．

❏ サイドメモー15　血糖の調節

血糖値は正常で約100(70～110)mg/dLに維持される．食事による糖摂取や運動による糖の利用など，血糖値を変化させる因子が多数あるにも関わらず，血糖値がこのように安定に保たれるのは，糖代謝の調節に関与するホルモンの分泌が血糖値の変化にしたがって制御されているからである．血糖値が正常レベルより上昇すると，インスリン分泌が増して血糖値を低下させる．一方，血糖値が正常レベルより低下すると，インスリン分泌は抑制され，グルカゴン，コルチゾル，成長ホルモン，アドレナリンの分泌が増して血糖値を上昇させる（図13-3）．

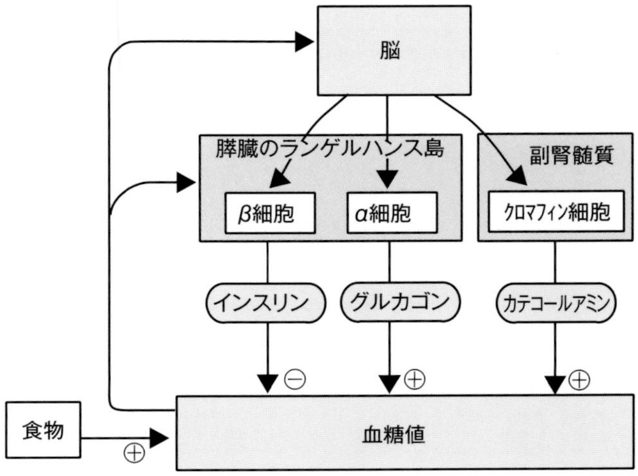

図13-3　血糖調節のしくみ[3)]

レポートのポイント

1) 空腹時の血糖値を基準値と比較する．
2) 糖負荷により血糖値がどのように変化したかをまとめる．
3) 糖負荷のみの被験者と糖負荷に加え運動負荷を行った被検者の血糖値変化を比較し，運動が糖負荷後の血糖値に対してどのような影響を及ぼしたかをまとめる（クラス全員のデータをまとめて，糖負荷群と糖負荷＋運動負荷群を比較しても良い）．

設問

1) 日本糖尿病学会による空腹時及び糖負荷2時間後の血糖値は，正常型，境界型，糖尿病型において，それぞれいくつか．
2) 運動による血糖値の変化は，どのような仕組みで起こるか．
3) 血糖値が上昇したとき，低下したときに，血糖値はどのような仕組みで調節されるか．

実習 14 随意運動と表面筋電図

目的

1）表面筋電図の測定技術を習得する.
2）筋が収縮する際に活動電位が発生することを理解する.
3）等張性運動（屈伸運動）や等尺性運動をしているときの筋電図を記録し，屈筋と伸筋の働きを理解する.

準備

電極（4 頁参照），消毒綿（アルコール・ノンアルコール），紙テープ，握力計，筋電計（あるいは生体電気記録装置一式，4 頁参照）を用意する.

実施

▼本実習の注意事項

・アルコールに対するアレルギーの有無を確認し，消毒綿を選ぶ.

実施14-1 電極の装着

(1) 被験者は上腕をしめつけずに上肢を出せる上衣を着用する.
(2) 被験筋の上の皮膚をアルコール綿でふき，筋の走行に沿って1対の電極を筋腹に装着する（図 14-1，2）．このとき，電極の中心間距離（電極間距離）が 20～30 mm 程度になるようにする.
(3) 筋に装着した各々の電極のリード線（導子）をアンプの＋と－の入力端子に接続する（1対の電極のどちらを＋にしてもよい）．アース（接地）電極は前腕に装着し，接地（E）の入力端子に接続する.
(4) 電極を装着後，電極のリード線を紙テープで体に固定する．電極の装着が不安定であったり，リード線が動いたりすると，筋電図を記録する際に，基線が揺れることがあるので注意する.

実施14-2 上腕二頭筋と上腕三頭筋の筋電図測定

(1) 安静にし，被験筋の力を抜いた状態で観察・記録する（図 14-1）．正常では，安静時に筋電図はみられない.
(2) 肘関節を屈曲・伸展させた際（等張性運動時）の筋電図を記録する.
①上肢を水平な台の上にのせ肘関節の屈曲・伸展を行い，上腕二頭筋と上腕三頭筋の筋電図の放電パターンを観察・記録する.

②測定者が被験筋側の手を持ち，それに逆らって肘を屈曲させる．力の程度が軽度，中程度，強度の3段階になるように上腕二頭筋を収縮させ，そのときに筋電図の振幅がどのように変化するかを観察・記録する．

(3) 等尺性運動時の筋電図を記録する．

肘をのばしたままで腕に力を入れ，一定の筋力を5〜10秒程度保持し，この時の上腕二頭筋と上腕三頭筋の筋電図を観察・記録する．

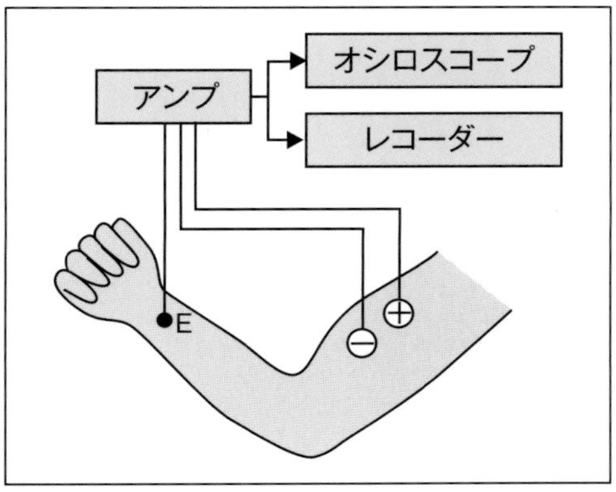

図14-1　筋電図の測定の仕方（上腕二頭筋の例）

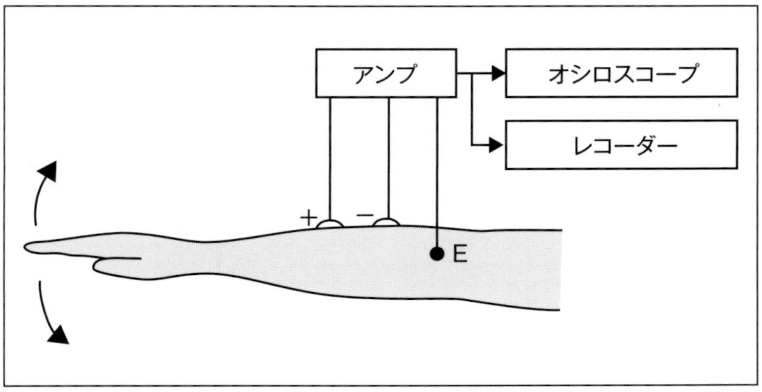

図14-2　筋電図の測定の仕方（総指伸筋の例）

実施14-3　総指伸筋と尺側手根屈筋の筋電図測定

(1) 上肢を水平な台の上にのせて安静にし，被験筋の力を抜いた状態で観察・記録する．

(2) 手関節を屈曲（掌屈）・伸展（背屈）させた際（等張性運動時）および等尺性運動時の筋電図を記録する．

①等張性運動時：手を水平に保った後，手関節の屈曲・伸展を行い，総指伸筋と尺側手根屈筋の筋電図の放電パターンを観察・記録する（図14-2）．

②等尺性運動時：手関節を水平に保った状態で握力計を握り，握力を3段階変化させ，握力と総指伸筋・尺側手根屈筋の筋電図の振幅の関係を観察・記録する．

❏ サイドメモー16　表面筋電図と針筋電図

筋電図（EMG：electromyogram）は筋の収縮に先立って起こる筋の電気的な活動を記録したもので，筋の疾患の診断に多く利用されている．

筋電図を導出する際には表面電極や針電極が用いられる．上位の中枢障害による各種の不随意運動や筋緊張異常，随意運動障害などを調べるときには，一般に表面筋電図が用いられる．針筋電図では筋線維群の活動電位を調べることができ，運動単位が障害されているときの障害部位（運動ニューロンの細胞体，運動神経線維，筋）を区別することができる．

レポートのポイント

1）安静時，肘の屈伸や等尺性運動の時に，上腕二頭筋と上腕三頭筋でどのような筋電図が記録されたかをまとめる．
2）筋の収縮力の違いで筋電図にどのような変化が表れたかをまとめる．
3）手関節の屈曲・伸展や等尺性運動により総指伸筋と尺側手根屈筋でどのような筋電図が記録されたかをまとめる．

設問

1）筋電図は筋がどのような状態のときに発生するか．
2）筋の収縮力が変化すると，表面筋電図はどのように変化するか．このような現象がみられるのはなぜか．
3）屈筋と伸筋はそれぞれどのように働くか．

実習 15　運動神経伝導速度

目的

1）誘発筋電図（M 波）を記録し，運動神経（正中神経あるいは尺骨神経）が刺激された際の骨格筋の活動の様子を観察する．

2）誘発筋電図（M 波）の記録から，潜時および運動神経の伝導速度を求め，神経の興奮伝導と神経の種類について考察する．

準備

皿電極（銀ー塩化銀電極），刺激電極（＋極とー極が一定距離で固定された電極），消毒綿（アルコール・ノンアルコール），前処理剤，電極ペースト，紙テープ，電気刺激および生体電気記録装置一式（4 頁参照），油性ペン，メジャー．筋電図を記録する際には，痛みを伴うことがあるため，無理をしないよう注意する．

実施

▼ 本実習の注意事項

・アルコールに対するアレルギーの有無を確認し，消毒綿を選ぶ．

・誘発筋電図の刺激強度を上げ過ぎないようにする．

実施 15-1　機器の準備と表面電極の装着

(1) 皿電極に電極ペーストをつけておく（4 頁参照）．

(2) 電極を装着する部位の皮膚をアルコール綿でふき，電気抵抗を小さくするため，前処理剤で処理しておく．

(3) アース（接地）電極を刺激部位と記録部位の間に装着する．正中神経刺激の場合は，図 15-1A の黒丸 E の位置〈尺骨神経の場合は，図 15-1B の黒丸 E の位置〉に装着する．

(4) 記録電極として，正中神経刺激の場合は短母指外転筋の筋腹部にー極，母指 MP（metacarpophalangeal）関節部に＋極を装着する（図 15-1A）．〈尺骨神経刺激の場合は，小指外転筋の筋腹部にー極，小指の第 1 指節部に＋極の電極を装着する（図 15-1B）〉．

(5) 各々の電極からのコネクタをアンプの入力端子に連結する．

(6) 電極の装着が不安定であったり，リード線が動いたりすると，筋電図を記録する際に，基線が揺れることがある．必要に応じて紙テープで固定する．

実施15-2　運動神経伝導速度の測定

(1) 皮膚の上から正中神経〈あるいは尺骨神経〉に，以下の (2)～(5) の手順にしたがって刺激を加え，筋電図を記録する．刺激が強いと痛みが生じるので，注意して行う．被験者が痛みを訴えた場合は，すぐに刺激を中止し，指導者の指示を仰ぐ．

(2) 肘部（肘窩）に刺激電極を当てて正中神経を刺激する（図 15-1A，刺激 1）．〈尺骨神経刺激の場合は，肘部（内側上果と肘頭の間）に刺激電極をあてる（図 15-1B，刺激 1)〉．このとき，刺激電極の－極が末梢側になるようにし，刺激幅は 0.5～1.0 ms（ミリ秒），刺激頻度は 1～2 Hz 程度にする．刺激強度を 0 から少しずつ上げて，短母指外転筋〈あるいは小指外転筋〉に誘発される筋電図（M 波）を記録する（図 15-1C 上）．

(3) さらに刺激電流を上げて，M 波の振幅が最大になる刺激強度を求める．この刺激強度よりさらに約 20％高い強度で刺激を行い，M 波の潜時（潜時 1）を計測し，表に記録する．

(4) 肘部の刺激電極の－極の位置に油性ペンで印をつけておく．

(5) 次に，手関節部（前面，中央）で正中神経を刺激する（図 15-1A，刺激 2）．〈尺骨神経刺激の場合は，手関節部（前面，尺側）で刺激する（図 15-1B，刺激 2)〉．刺激強度を 0 から少しずつ上げて，(2)(3) と同様にして誘発筋電図を記録して M 波の潜時（潜時 2）を計測する（図 15-1C 下）．刺激電極の－極の位置に油性ペンで印をつける．

(6) 肘部と手関節部の刺激間距離（－極と－極の間の距離［mm］）を測る．刺激間距離［mm］と，両部位の刺激で誘発される M 波の潜時の差（潜時 1－潜時 2［ms］）から，運動神経伝導速度［m/s］を算出する（図 15-1D）．

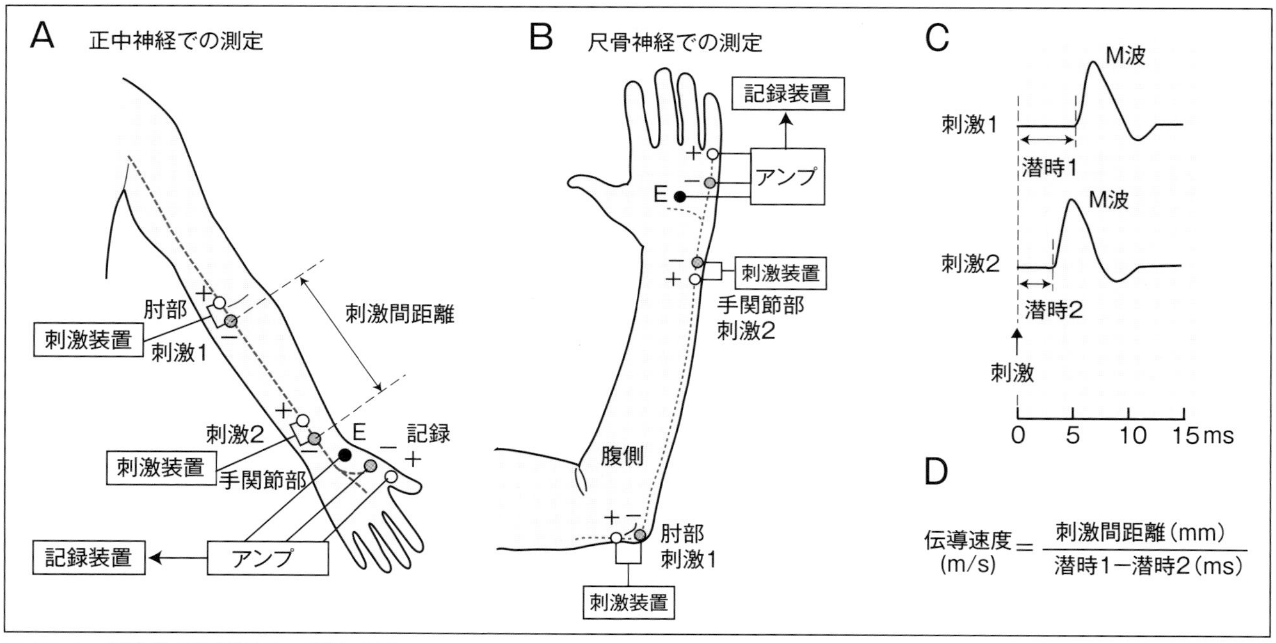

図 15-1　運動神経伝導速度の測定方法

A，B：電極装着部位と，刺激間距離の計測方法（A：正中神経の例，B：尺骨神経の例）．C：正中神経刺激で短母指外転筋〈あるいは尺骨神経刺激で小指外転筋〉に誘発される M 波の記録例と潜時の計測方法，D：伝導速度の計算式．　---は各神経

レポートのポイント

1）正中神経〈あるいは尺骨神経〉の刺激部位の違いにより，誘発される筋電図の潜時がどのように変化したかをまとめ，伝導速度を求める．
2）本実習で伝導速度を求めた神経線維の種類は何かをまとめる．

設問

1）誘発筋電図（M 波）の潜時が，神経の刺激部位の違いによって変化したのはなぜか．
2）神経線維はどのように分類されるか．また各線維はどのような機能を担うか．

実習 16

皮膚感覚
―感覚点の分布，２点弁別閾

目的

1）種々の皮膚領域の触点，痛点の分布を調べ，各感覚点の分布密度を観察する．
2）触覚と痛覚に及ぼす皮膚の冷却の影響を調べ，その仕組みを考察する．
3）触覚の２点弁別閾（２点識別閾）およびその部位による違いを理解する．

準備

1）２人一組で，被験者と測定者になる．
2）感覚点の観察：切り込みを入れたマッチ棒にナイロンテグス（釣り糸，No.3，直径 0.3 mm）を差し込み，糸と接着剤で固定する．マッチ棒から出ているテグスの長さを 1.5 cm と 2 cm にすると，それぞれ約 1.5 g と約 0.5 g の刺激毛になる．刺激毛の代わりに定量型知覚計等を用いてもよい．他にゴム印（9 mm×9 mm，1 mm マス目），スタンプ台（油性），温度計を用意する．
3）２点弁別閾の測定：ディバイダーの両方の先端に，温めて丸めたナイロンテグスをつけたもの，定規を用意する．ディバイダーの代わりにスピアマン式触覚計（ノギス）を用いてもよい．

実施

実施 16-1　触点，痛点の分布密度の測定

(1) 被験者の手掌，示指の指先，手背，額，腓腹部の５カ所にゴム印を押す．
(2) 被験者はアイマスクをつける．測定者はゴム印を押した各部位で，格子の交点（100 点）に約 0.5 g の刺激毛を皮膚に垂直に当て，テグスがたわむまでそっと押し（図 16-1），被験者

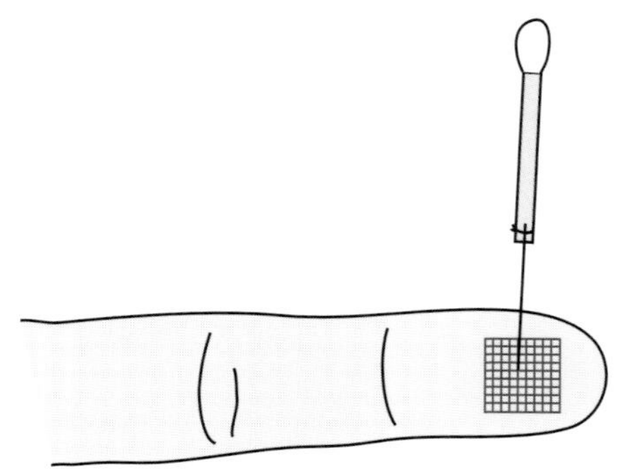

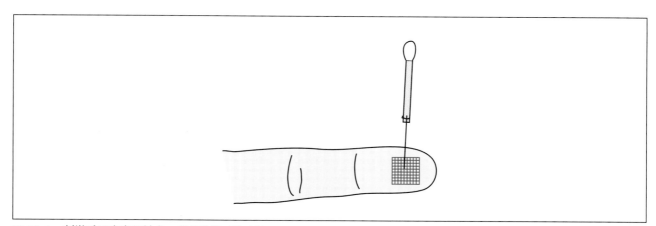

図 16-1　**刺激毛で皮膚の触点・痛点を調べる方法**
感覚は主観的なものである．静かな環境で実習を行うようにする．

に合図する．被験者はその時の感覚を「触覚」，「触－痛覚」，「痛覚」，「感覚なし」のいずれかで答え，これを測定者が触覚は○，触－痛覚は△，痛覚は▲，感覚なしは×，として別冊の表に記入する．

(3) (2)と同様にして，約 1.5 g の刺激毛で刺激を加え，触点，痛点の分布を調べる．

(4) 各部位，各刺激によるそれぞれの感覚点の数を数え，表に記入する．

実施16-2 触覚と痛覚に及ぼす温度の影響

(1) 手を 15℃くらいの水に 3～5 分浸け，手背を十分に冷やす．このとき，冷却開始時と終了時の水道水の温度を記録しておく．

(2) 手を水から出した後，すみやかに 約 1.5 g の刺激毛で実施 16-1(3)と同じやり方で触点と痛点の分布を調べ，結果を比べる．

実施16-3 2点弁別閾（同時性空間閾）の測定

(1) 被験者はアイマスクをつける．

(2) 測定者は被験者の身体の各部位（額，下唇，頬，頸部，示指，手掌，前腕内側，上腕内側，腓腹部，足底）で，ディバイダーの足の両端を身体の長軸方向に同時に皮膚に当てる．被験者はその時の感覚を「1 点」，「2 点」，「分からない」のいずれかで答える．この時，図 16-2 を参考にし，各部位において最初はディバイダーの両端を 2 点と識別できるように十分に大きな距離の刺激から始める．

(3) その後，距離を小さく縮めながら(2)を繰り返し，被験者が 2 点と答える最小距離を 2 点識別閾値として記録する．閾値付近では，ディバイダーの一端のみの刺激を混ぜるようにする．

(4) 測定者は被験者が正しく 2 点と答えた最小距離を別冊の表に記入する．

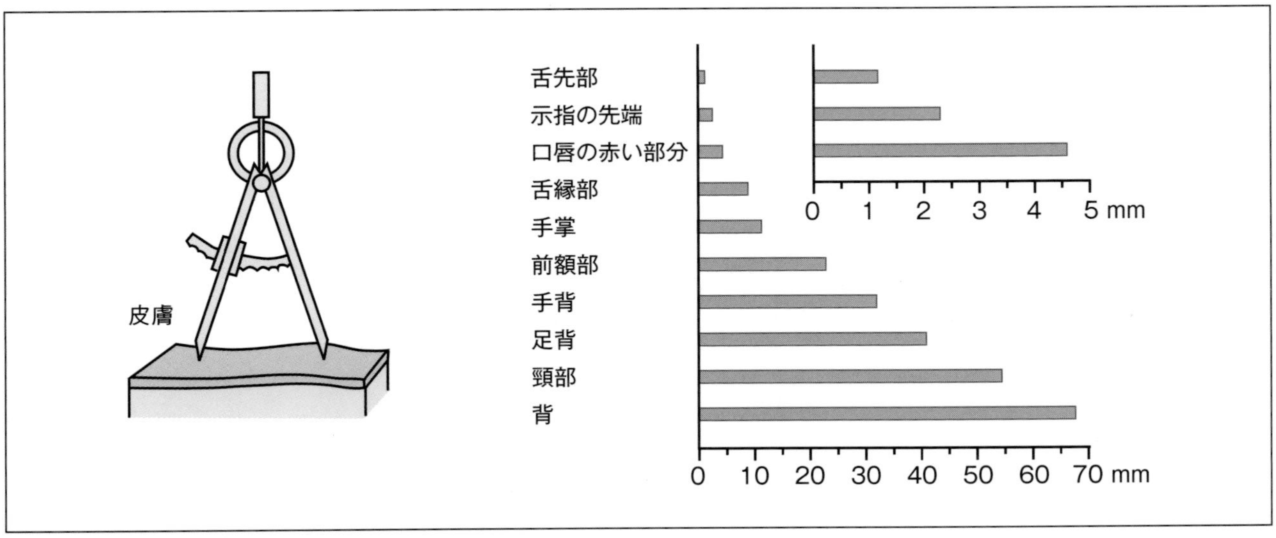

図 16-2 **2 点弁別閾**[9)]
同時に与えられた 2 点刺激を 2 点として感受できる最小距離を示す（同時性空間閾）．

補 足 ～簡便な方法～

刺激毛の代わりに「糸通し」や「歯間ブラシ」を用いて感覚点を調べてみよう．

(1) なるべく柔らかい「糸通し」あるいは「歯間ブラシ」と，0.1 g まで測定できる秤を用意する．

(2) 秤に「糸通し」あるいは「歯間ブラシ」を垂直に当ててそっと押し，たわみ始めるときの重さを記録する．

(3) 紙に 15×15 mm の四角を書き，3 mm 間隔で線を引く（3×3 mm のマスが 25 個できる）．マスの格子の交点に，穴開けポンチやパンチプライヤで直径 1～2 mm くらいの穴を開ける．

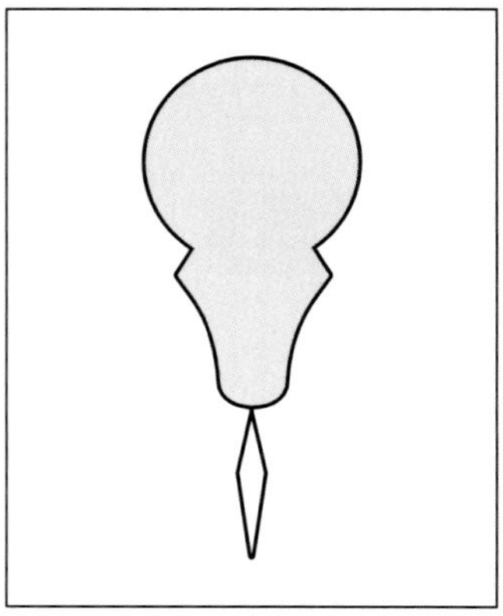

図 16-3　糸通し

(4) 被験者の手掌，前腕，腓腹部に（3）で用意した紙をテープで貼り，穴の部分を油性ペンで塗りつぶして，テープと紙を剥がす．

(5) 実施 16-1（2）と同じく，被験者はアイマスクをつける．測定者は（4）で油性ペンを塗った点に「糸通し」あるいは「歯間ブラシ」を垂直に当て，たわみ始めるまでそっと押し，被験者に合図する．被験者はその時の感覚を実施 16-1（2）と同じように答え，測定者はその答えを記録する．

レポートのポイント

1）感覚点（触点と痛点）の分布は部位により異なるかをまとめる．

2）刺激の強さを変化させた際に，感覚点の分布がどのように変化したかをまとめる．

3）冷却により感覚点の分布がどのように変化したかをまとめる．

4）2 点弁別閾は部位によりどの程度異なっていたか．2 点弁別閾の低い領域から高い領域の順にまとめる．

設 問

1）身体の部位による触点と痛点の密度の違いを説明せよ．

2）冷却は皮膚感覚にどのような影響を及ぼすか．

3）身体の部位によって 2 点弁別閾が異なるのはなぜか．

実習 17 視覚機能の測定
—盲斑，対光反射

目的
1）盲斑（盲点）を調べ，盲斑が生じる理由を理解する．
2）対光反射を観察し，瞳孔の自律神経性調節の仕組みを考察する．

準備
1）盲斑の測定：定規を用意する．
2）対光反射の測定：医療用瞳孔ペンライトを用意する．

実施

実施17-1 盲斑の観察

(1) 測定者は，図 17-1 上段の×印を被験者の右眼の正面，約 25 cm の位置に提示する．被験者は左眼を左手で覆い隠し，右眼で正面の×印を注視する．
(2) 測定者は図を前後に少しずつ動かし，被験者の眼との距離を変化させる．被験者は×印の右側の黒い円板がある距離のときに見えなくなることを体験する．
(3) (2)で黒い円板が見えなくなったときの眼と図の距離を定規で計測し，次に，見えない部分が眼の外側何度であるか，角度を計算する．
(5) (1)～(2)と同様にして，図 17-1 下段の×印を右眼で注視し，右側のネズミと格子がどのように観察されるかを調べる．
(4) 図 17-1 を上下反転させて，右眼を隠して左眼で(1)～(3)を行って，左眼の盲斑についても調べる．

実施17-2 対光反射の観察

(1) 部屋を薄暗くして，測定者は被験者の左右の瞳孔の直径を別冊の瞳孔径計測ルーラーを用いて測定する．
(2) ペンライトの光を左眼に当てた際の，左眼の瞳孔径と右眼の瞳孔径を測定する．
(3) 結果を別冊の表に記入する．

＊目の下に計測ルーラーを当てて，ルーラーと一緒に瞳の写真を撮る（フラッシュなし）と，瞳孔径を計測しやすい．
＊ペンライトの代わりに，部屋の明るさを変えて（電灯の点灯時と消灯時で）調べてもよい．

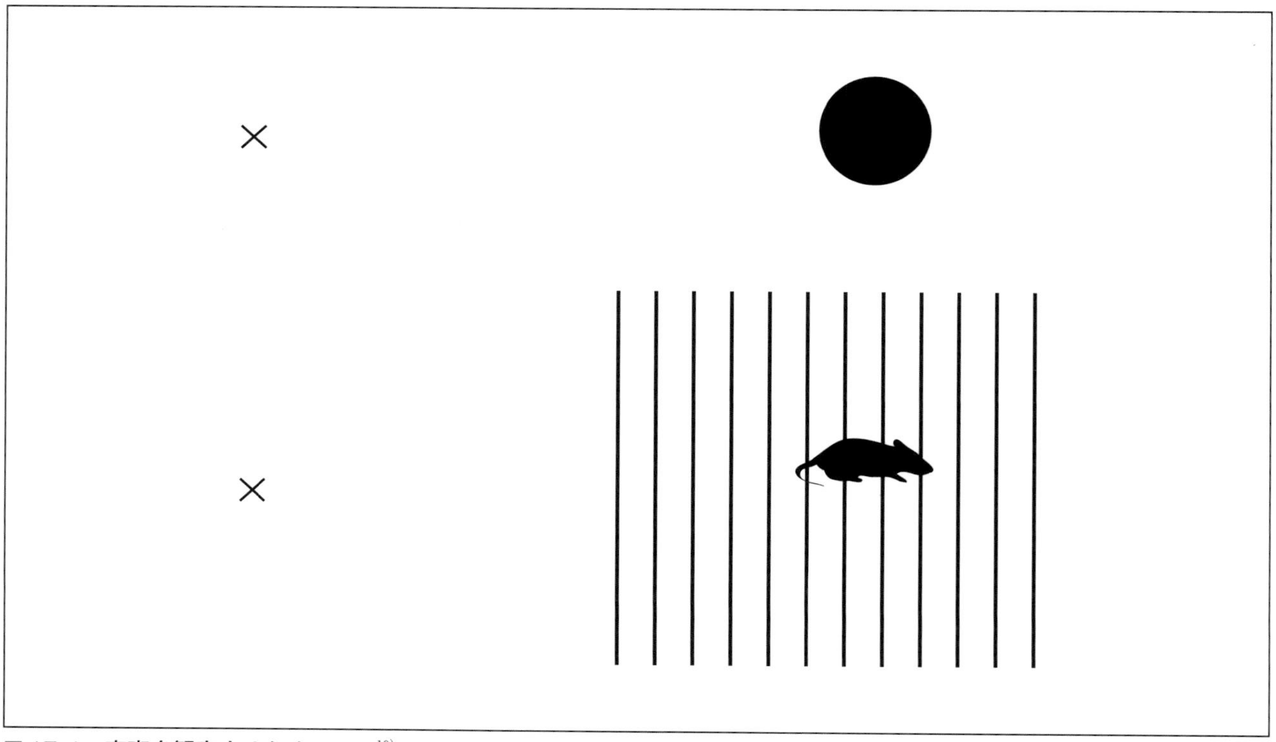

図 17-1　盲斑を観察するための図形[10)]

レポートのポイント

1）盲斑はどのように観察されたかをまとめる.
2）左右の瞳孔は光が入力するとどのように変化したかをまとめる.

設問

1）盲斑（盲点）が生じるのはなぜか.
2）対光反射はどのような仕組みで起こるか.

実習 18

味覚機能の測定

目的

1）舌の味覚の閾値を調べる.
2）味覚閾値に及ぼす温度の影響を観察する.

準備

甘味：ショ糖（スクロース，分子量 342.30），塩味：食塩（塩化ナトリウム，分子量 58.44），酸味：クエン酸（クエン酸，分子量 192.12），うま味：グルタミン酸（L(＋)-グルタミン酸水素ナトリウム一水和物，分子量 187.13），苦味：硫酸キニーネ（キニーネ硫酸塩二水和物，分子量 782.96）（表 18-1 を参考にして他の物質を用いても良い），蒸留水，ビーカー，ピペット，チューブ，綿棒（滅菌済みのもの），氷，温度計，ストップウォッチ，秤を用意する.

実施

実施 18-1 舌の味覚の閾値の測定

(1) ショ糖 10%（0.29 mol/L），食塩 2%（0.34 mol/L），クエン酸 1%（0.052 mol/L），グルタミン酸 5%（0.27 mol/L），硫酸キニーネ 0.02%（0.00026 mol/L）の水溶液を作る.
(2) (1)の 5 種類の溶液から，それぞれ 2 倍，4 倍，8 倍，16 倍，32 倍，64 倍，128 倍希釈液を作る.
(3) 味覚の測定は，舌尖と舌中央の 2 カ所で行う（図 18-1）.

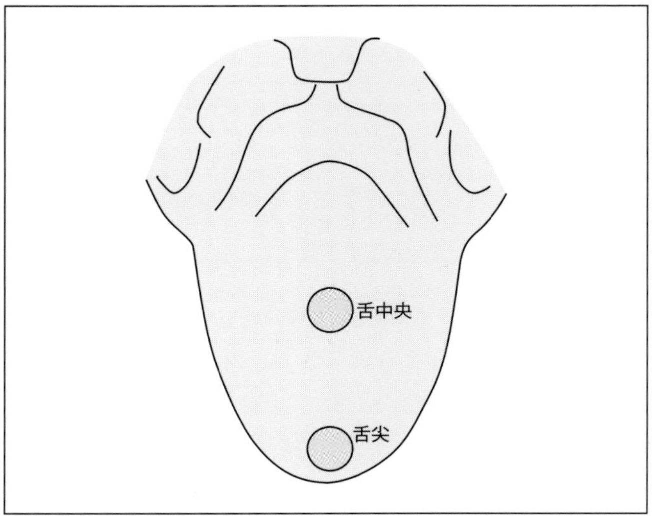

図 18-1　味覚の測定部位[11)]

表 18-1　5 つの基本味に属する物質の例[11)]

性質	物質	閾値（mol/L）
苦味	硫酸キニーネ	0.000008
酸味	塩酸	0.0009
	クエン酸	0.0023
甘味	ショ糖	0.01
	グルコース	0.08
	サッカリン	0.000023
塩味	食塩	0.01
	塩化カルシウム	0.01
うま味	グルタミン酸	明確ではない

(4) 被験者は蒸留水で口をすすぎ，口腔内を洗浄する．
(5) 測定者は綿棒をショ糖溶液の最も薄い液に浸し，被験者の舌尖にそっと接触させる．
(6) 被験者は口を開けたまま2〜3秒間以内に味を判別する（無味，わからない味，甘味，塩味，酸味，苦味，うま味）．
(7) 1段階ずつ濃度をあげて(4)〜(6)を繰り返し，味の種類はわからないが検知できる濃度（検知閾），味の種類を区別できる濃度（認知閾）を調べる．
(8) 舌中央部でも，ショ糖水溶液を用いて検知閾と認知閾を調べる．
(9) 同様に，残りの4種類の水溶液について，舌尖と舌中央部の検知閾と認知閾を調べる．

＊測定者は，被験者の舌に綿棒を接触させるときの当て方（強さ，接触面積など）が同じになるように気をつける．

実施 18-2 温度の味覚閾値への影響

(1) 氷水の水だけを5秒間口に含み，舌尖を氷水で冷やして吐き出す．これを3回繰り返す．
(2) (1)の直後に実施18-1の方法で，舌尖において，ショ糖溶液の検知閾と認知閾を調べる．
(3) (2)の結果を実施18-1の結果と比較する．

❏ サイドメモー17 味蕾と神経経路

味の基本感覚は，甘味，塩味，酸味，苦味，うま味が区別されている．これらが組み合わされて多種多様な味が構成される．

味覚は化学物質が舌の表面にある味蕾で感受され生ずる感覚である．味蕾の多くは舌の表面の舌乳頭と呼ばれる突起にあり，舌全体で約1万個ある．水に溶けた物質は，味蕾の開口部から入って味細胞を興奮させる．舌の前2/3に分布する味蕾からの情報は顔面神経，後ろ1/3からの情報は舌咽神経によって脳幹に伝えられ，視床を経由して大脳皮質の味覚野へ送られる（図18-2）．

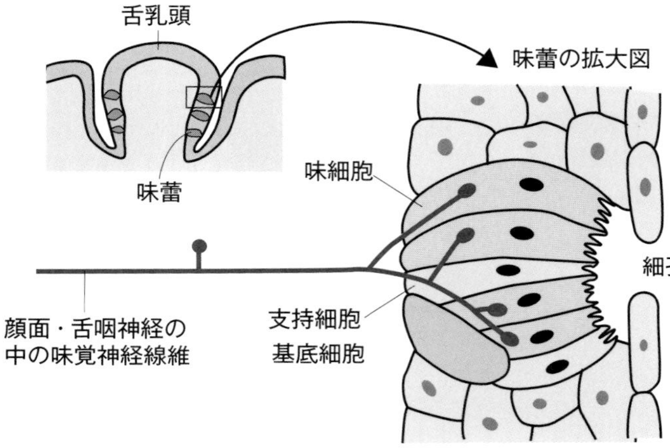

図18-2 味蕾と味覚伝導路[3)]

補 足 〜簡便な方法〜

硬水と軟水の違いを感じてみよう．

(1) 硬水（例：エビアン）と軟水（例：富士山の水）をそれぞれ口に含み，味が違うことを確認する（味の違いが分からない場合は量を増やし，違いが分かる量で実施する）．
(2) 被験者は目隠しをして，水を2回，口に含み，同じ水か異なる水かを判定する．水の組み合わせは，以下の①〜④の4種類をランダムな順番で行う．
①硬水・硬水，②硬水・軟水，③軟水・硬水，④軟水・軟水

(3) 今回使用した硬水と軟水の硬度を計算する.

硬度（mg/L）＝ Ca（mg/L）×2.5 ＋ Mg（mg/L）× 4.1

WHO（世界保健機構）の飲料水水質ガイドラインでは，硬度 60 未満は軟水，60〜120 は中程度の硬水，120〜180 は硬水，180 以上は非常な硬水と分類されている.

レポートのポイント

1) 舌尖と舌中央における 5 種類の味覚の検知閾と認知閾を比較する.
2) ショ糖の認知閾と温度の関係をまとめる.

設 問

1) 味覚の認知閾（モル濃度）の違いから，どのようなことが考えられるか.
2) 温度によりショ糖（甘味）の認知閾が異なる仕組みを説明せよ.

実習 19 嗅覚機能の測定

目的

1）嗅覚の閾値を調べる.
2）嗅覚の順応を観察する.
3）嗅覚の弁別能力，同定能力を観察する.

準備

食物酢，餅，樟脳，インスタントコーヒー，ピーナツバター，カレー粉，キャップ付きチューブ（15 mL あるいは 50 mL，不透明のものが望ましい），スプーン，油性ペン，蒸留水，ピペット，ストップウォッチ，オーブントースター（餅を焦がすため），皿，メジャー（巻尺）を用意する.

＊本実習で用いるにおい物質は適宜，においのする身近な物質に代用してよい.

実施

実施19-1 嗅覚の閾値と強度の測定

（1）食物酢（約 3～5%酢酸溶液）の原液を蒸留水で 2 倍，4 倍，8 倍，16 倍，32 倍，64 倍，128 倍に希釈する.
（2）インスタントコーヒーを蒸留水で溶解し，5%溶液を作製する（これを原液とする）. 原液をさらに蒸留水で 2 倍，4 倍，8 倍，16 倍，32 倍，64 倍，128 倍に希釈する.
（3）(1)と(2)で作製した溶液（各 8 種類の濃度）および蒸留水を，それぞれ 2 mL ずつチューブに入れてキャップをする（図 19-1A）.
（4）測定者は，蒸留水，酢酸溶液の 128 倍，64 倍，……と薄い液から順に，被験者の鼻元でチューブのキャップを開き，においを嗅がせる（図 19-1B）. チューブを変えるときは，1 分以上間をあける.

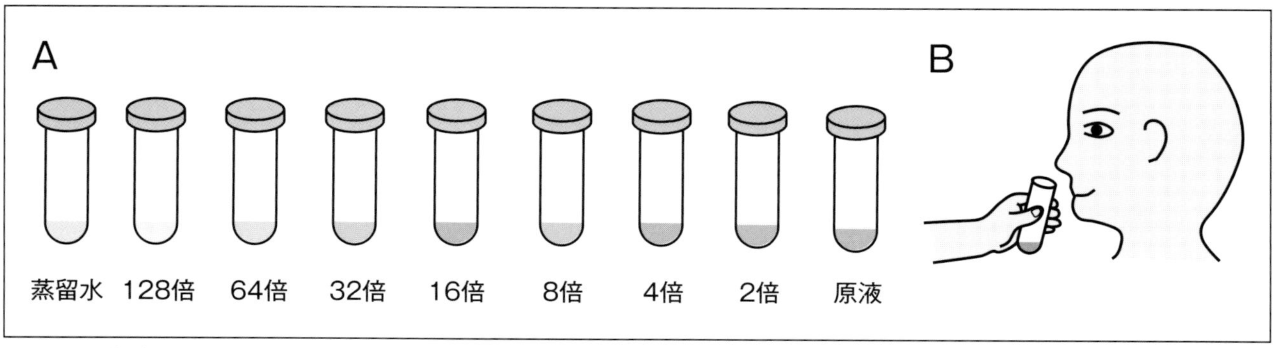

図 19-1　実験の方法を示す模式図

(5) 被験者はにおいの有無，においの強さを判別する（無臭 0，分からないにおい 1，においの強さ 2：弱い～5：強い　の 6 段階，1 は検知閾，2 は認知閾）.
(6) 結果を別冊の表に記入する．横軸を濃度，縦軸をにおいの強さとしてグラフにする．
(7) コーヒーについても，(4)～(6)を同様にして調べる．

実施 19-2 嗅覚の順応の測定

(1) 測定者は，実施 19-1 で用意した食物酢の原液を，被験者に 1 分間，嗅がせる．
(2) (1)の直後に，実施 19-1 の(4)～(7)を行い，食物酢とコーヒーのにおいを感じる検知閾，認知閾とにおいの強さがどのように変化するかを観察する．

実施 19-3 焦げ臭いにおいを感じる距離の測定

(1) 餅をオーブントースター等で焦がす．
(2) 測定者は，焦げた餅をのせた皿を持って，被験者から 10 m 離れた距離に立つ．被験者はにおいの有無を判定する．
(3) 測定者は，1 m ずつ被験者に近づき，被験者が焦げ臭いにおいを感じた距離を測定し，別冊の表に記入する．

実施 19-4 嗅覚の弁別能力の測定

(1) 3 つのチューブを用意し，A，B，C のラベルをつける．このうち 2 つのチューブに食物酢（原液）を 5 mL 入れてキャップをする．もう 1 つのチューブにピーナツバターをスプーン 1 杯入れてキャップをする．別なにおい物質で行ってもよい．
(2) 測定者は，A～C を順に，被験者の鼻元でチューブのキャップを開き，においを嗅がせる．
(3) 被験者は，A～C の中で異なるにおいのチューブを判定し，A～C で答えて別冊に記入する．

実施 19-5 嗅覚の同定能力の測定

(1) 樟脳，インスタントコーヒーの粉末，カレー粉をそれぞれチューブにスプーン 1 杯入れてキャップをする．各チューブに D，E，F のラベルをつける．
(2) 測定者は D のチューブのキャップを開き，被験者の鼻元に近づけて，においを嗅がせる．
＊被験者に知らせずに別なにおい物質で実習するとよい．

表 19-1　代表的なにおい物質の例[12)]

においの種類	代表的化合物	類似のにおい	標準物質
花の香	ゲラニオール	バラ	d-1-β-フェニルエチルメチルカルビノール
エーテル臭	ベンジル酢酸	西洋ナシ	1，2-ジクロロエタン
ジャコウ臭	ムスコン	ジャコウ	1，5-ヒドロキシペンタデカン酸ラクトン
ショウノウ臭	シネオール	ユーカリ	1，8-シネオール
腐敗臭	硫化水素	腐敗した卵	硫化ジメチル
刺激臭	ギ酸，酢酸	酢	ギ酸

注）においの分類については様々な報告があり，統一見解は得られていない．

(3) 被験者はにおいを判定し，別冊に記入する．

(4) E，F のチューブについても同様に行う．

❏ サイドメモー18　嗅覚の性質と神経経路

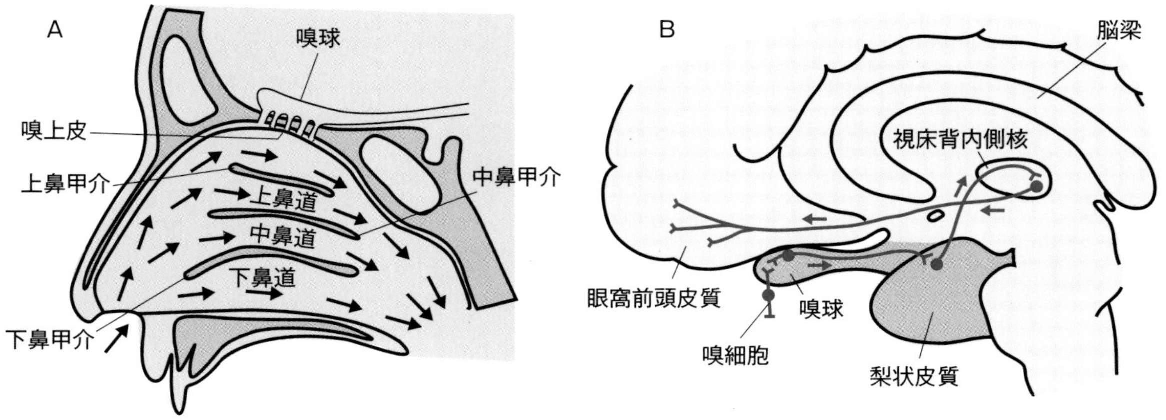

図 19-2　**鼻腔の構造と嗅覚伝導路**[1)]

鼻は多くの物質をかぎわけることができる（表 19-1）．嗅覚の感受性は，鼻腔の構造上の偏りにより個人差がある．嗅覚は非常に順応が速く，1 つのにおいはすぐ感じなくなるが，他のにおいは感じる．嗅覚は，鼻腔の天井部分にある嗅上皮の嗅細胞によって感受される．息を吸い込むと空気の大部分は中鼻道および下鼻道を通過するが，一部が上鼻道を通って嗅上皮に向かう．この吸気中のにおいの分子が嗅細胞を刺激する（図 19-2）．嗅細胞は神経細胞で，においの分子を感受して興奮する．嗅細胞の軸索は嗅神経となって大脳の嗅球に投射する．嗅覚情報は嗅球から側頭葉の梨状皮質，さらに視床を介して，大脳皮質の前頭葉の眼窩前頭皮質に送られる．

レポートのポイント

1) 食物酢またはコーヒーの濃度と，それぞれのにおいの検知閾，認知閾，においの強度の関係を比較する．

2) 食物酢の原液を嗅いだ後の，食物酢とコーヒーのにおいの検知閾，認知閾，強度はどのように変化したかをまとめる．

3) 嗅覚の弁別能力，同定能力の結果から，弁別・同定がやさしい，あるいは難しいにおいについて，まとめる．

設　問

1) 嗅覚の順応について説明せよ．

2) 酢のような刺激臭，焦げたにおい，腐敗臭の知覚は生体にどのような意味があるか．

実習 20 聴覚機能の測定

目 的

1）聴力の測定により，音の伝わりかたを理解する．
2）空気伝導音と骨伝導音の聴覚閾を観察し，聴覚の伝導のしくみを考察する．

準 備

音叉（512 Hz または 1,024 Hz），ストップウォッチ，騒音計，オージオメーター（7 周波）を用意する．

＊防音室または環境音 40 dB 以下の閑静な部屋で測定する．
＊オージオメーターは，日本工業規格（JIS）に適合したものを用いる．

実 施

実施 20-1 聴力の測定：リンネ試験（Rinne test）

(1) 測定者は音叉を軽く振動させ，音叉の根元を被験者の右耳の後ろにある乳様突起にあてる（図 20-1，20-2）．
(2) 被験者は，振動音が聞こえなくなった時点で合図をする．測定者はその時間（骨導聴取時

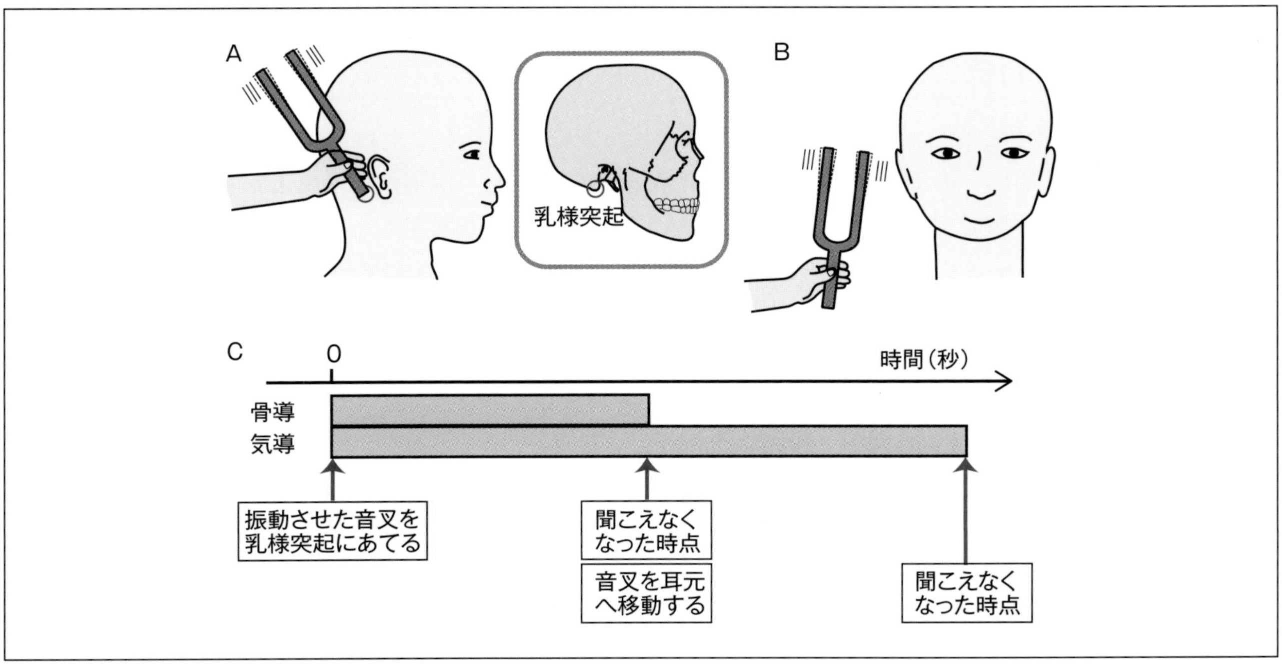

図 20-1　リンネ試験の方法を示す模式図
A：音叉を乳様突起にあてる．B：音叉を耳元に移動する．C：骨導聴取時間と気導聴取時間の測定の手順．

間）を測定する．

(3) 測定者は，骨伝導時間の測定と同時に音叉を乳様突起から離して耳元（耳孔から 4～5 cm のところ）へ移動する．

(4) 被験者は，振動音が聞こえなくなった時点で合図をする．測定者はその時間（気導聴取時間）を測定する．

(5) 左耳について，(1)～(4)を同様に行う．

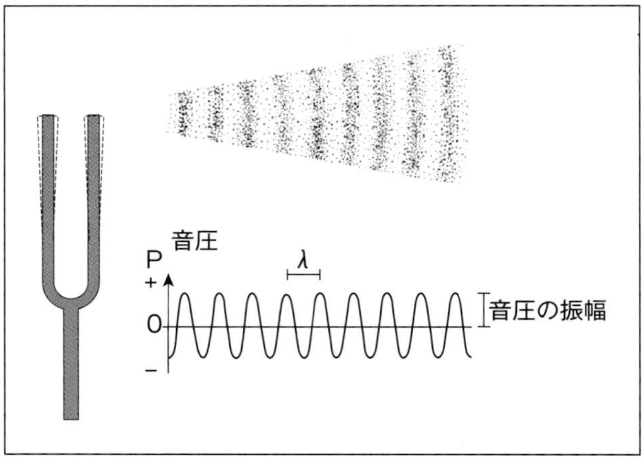

図 20-2　ある瞬間において，振動している音叉のまわりの音界の状態を部分的に示す模式図[10)]

実施 20-2　聴力の測定：ウェーバー試験（Weber test）

(1) 測定者は音叉を軽く振動させ，音叉の根元を被験者の前額部の中央にあてる（図 20-3）．

(2) 被験者は，左右の音の聞こえ方（響き方）について，「同じ」，「右が強い」，「左が強い」のいずれかを答える．

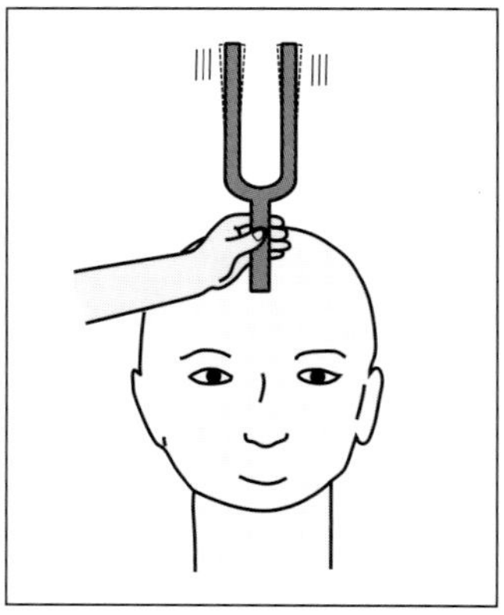

図 20-3　ウェーバー試験の方法を示す模式図

実施 20-3　空気伝導音の閾値の測定

(1) 測定者は，オージオメーターの空気伝導音受話器（ヘッドホン）を被験者へ装着する．受話器の中央部が外耳道入り口に正しくあてられていること，ヘッドホンに隙間がないことを確認する．

(2) 被験者は，検査音が聞こえたらすぐにボタンを押し（反応），聞こえている間はボタンを押し続ける．

(3) 被験者の右耳（左右差のある場合は交叉聴取を回避するため良聴耳）へ，十分に聞こえる 1,000 Hz，40 dB 程度の検査音（連続音）を聞かせ，反応があることを確認する．10 dB 程度ずつ提示ダイヤルを下降し，反応がなくなる音圧を確認した後に検査を開始する．

(4) 1,000Hz について，明らかに聞こえていない音圧から 5 dB ずつ音圧をあげる上昇法で測定する．検査音は 2 秒程度提示し，初めて聞こえた音圧（閾値）を測定する．

(5) 同じ測定を 2 回行い別冊の表に記録する．2 回の平均を算出して，図 20-4 のようにグラフにする．オージオメーターの取扱い説明書を見て行うこと．

(6) その後，2,000，4,000，8,000 と順次高い周波数（Hz）を検査し，1,000 Hz を再度確認した後に，500，250，125 の順に低い周波数，計 7 周波数を上昇法で測定する．

(7) 左耳について，右耳と同様に空気伝導音の閾値を測定する．

実施 20-4　骨伝導音の閾値の測定

(1) 骨伝導音受話器を測定する耳側の耳介後部の乳突骨部へ装着する．その際に装着部に毛髪が

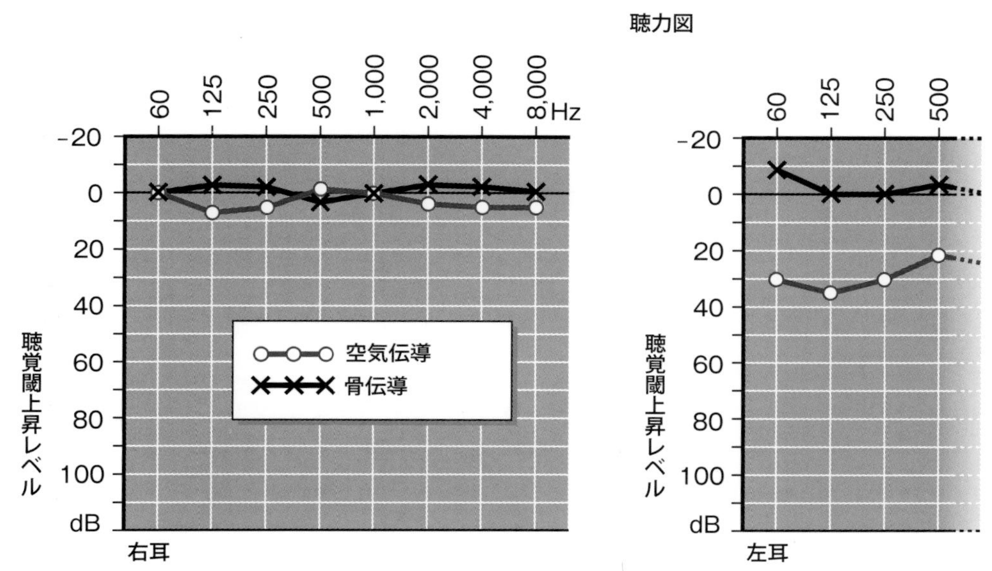

図 20-4　**聴力測定法（オージオメトリー）**[13]　正常閾は0 dB であらわされる．

❏ サイドメモー19　聴覚の仕組みと聴力検査

耳は，おおよそ 20 Hz～20,000 Hz の周波数の音をとらえることができる．空気伝導音は，外耳道から中耳を経て内耳の蝸牛で感受され，蝸牛神経，蝸牛神経核，視床を経て大脳皮質の聴覚野で感覚される（図 20-5）．感覚された音については，高さや強さなどを区別できる．

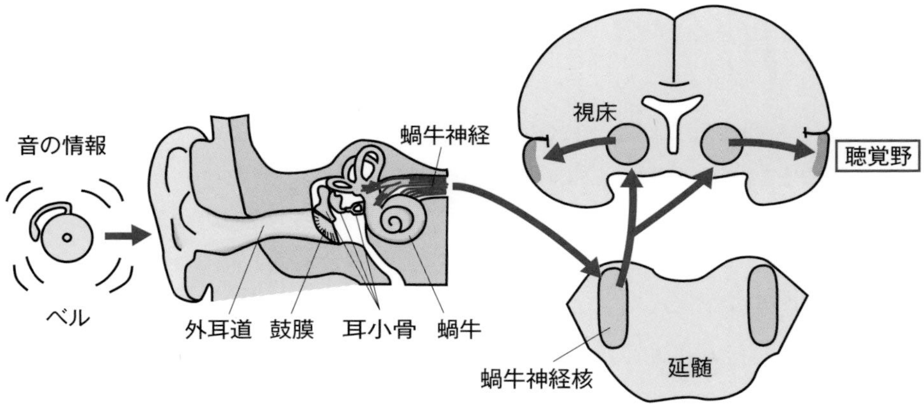

図 20-5　**聴覚のしくみを示す概念図**[3]

①音の高さ：音の高さは周波数によって決まる．普通の会話の周波数の範囲は 200～4,000 Hz であり，周波数が高い方が高い音に聞こえる．

②音の強さ：音の強さを決定するのは音圧（音波の振幅）であり，音圧レベル（Sound pressure level. 単位は dB SPL）がよく用いられる．主観的な音の強さは音圧だけでなく音の振動数も関係する．

オージオメトリー：正常な聴力を示す人の各周波数の聴覚閾の音の強さを 0 dB とする．周波数ごとに聴覚閾上昇レベル（聴力損失）を dB 単位で表わす．この聴力測定（オージオメトリー）によって表わされる図を聴力図（オージオグラム）という（図 20-4）．聴力障害のレベルは，世界保健機構（WHO）の基準が用いられることが多く，成人においては良聴耳 25 dB 以下が正常とされている．

聴覚閾：音がヒトの耳に知覚されるためには，ある一定以上の音圧が必要である．ある周波数の音を認識できる最小の音圧レベルを聴覚閾という．図 20-6 の一番下の曲線は，聴覚閾が音の振動数によって異なることを示しており，ヒトの耳は2,000〜5,000 Hzで最も感受性がよい．それよりも振動数が高くても低くても，より高い音圧が必要となる．

音量レベル（ホーン）：主観的に経験される音の大きさレベルである．等しい音量レベルの曲線を等聴力曲線（等音線）と呼ぶ．たとえば，70 dB SPLの4,000 Hzの音は80 dB SPLの1,000 Hzの音と同じ大きさに聞こえる．聴覚閾は4ホーン，痛覚閾は130ホーンの等音線で示される．60ホーンの曲線は会話領域を通る．

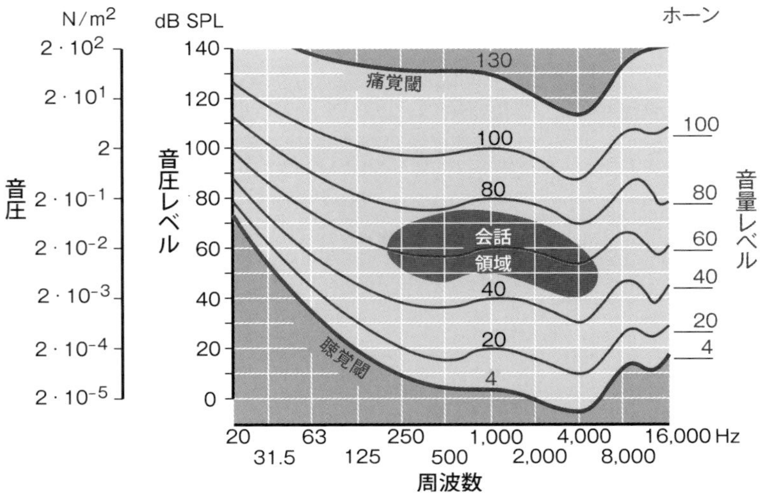

図 20-6　**等聴力曲線（等音線）**[14)]

一般定期健康診断での聴力検査：オージオメーターを用いて1,000 Hz 30 dB，4,000 Hz 40 dBの2種類の周波数の音について検査を行うが，難聴の診断には，125〜8,000 Hz 7種類の周波数の音について防音室で測定する．

挟まれないように注意する．

(2) 原則，検査をしない耳には，バンドノイズが流れ検査音を聞こえないようにしたマスキング用受話器を装着する．右耳（左右差のある場合は良聴耳）より，空気伝導音測定（実施20-3）と同様の手順で骨伝導音の閾値を測定する．原則8,000 Hz，125 Hzについては測定しない．

(3) 左耳について，右耳と同様に骨伝導音の閾値を測定する．

レポートのポイント

1) 音叉を乳様突起にあてた際と，耳元に近づけた際の音の聞こえ方について比較する．また音叉を前額部にあてた際の，左右の耳の聞こえ方について比較する．
2) 音の周波数と空気伝導音の閾値の関係をまとめる．
3) 音の周波数と骨伝導音の閾値の関係をまとめる．

設問

1) 音波とは何か．
2) 空気伝導音と骨伝導音を説明せよ．
3) 伝音難聴と感音難聴を説明せよ．

実習 21 平衡感覚機能の測定

目的

1）重心動揺に及ぼす視覚や体性感覚の影響を観察し，平衡感覚の働きを考察する．
2）回転運動が平衡感覚機能に及ぼす影響を観察し，半規管の働きを考察する．

準備

重心動揺計，ストップウォッチ，ものさし，分度器，サインペン，消毒用アルコールタオルを用意する．

実施

▼本実習の注意事項

・回転運動をし過ぎないようにする．

実施21-1 重心動揺の測定

（1）重心動揺計を消毒用アルコールタオルで拭き，計測時間を60秒に設定する．
（2）被験者は素足で重心動揺計の測定台に乗り，足を閉じて楽な姿勢で直立する．2〜3 m先の目の高さに設定した視標（目標物として何か決める）を見続け，視線を動かさないようにする．両腕を体側に沿わせ，片手の指先を机に軽く触れる．落ち着いたら，測定者に合図する．
（3）合図があったら，測定者は計測を開始する（図21-1，21-2A）．
（4）次に，机から指を離した場合（図21-2B），閉眼した場合（図21-2C）の重心動揺図を記録する．

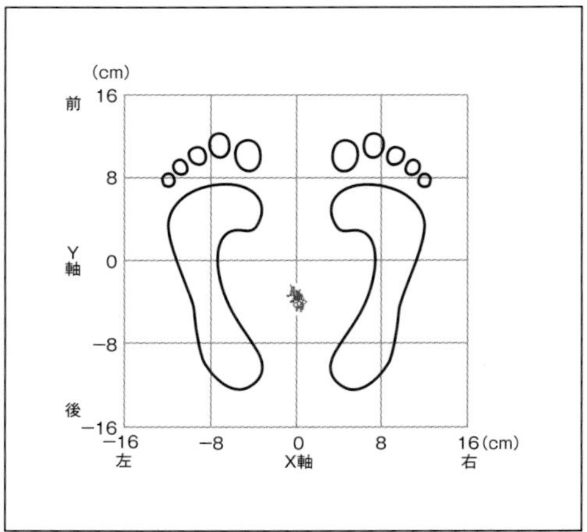

図21-1 重心の動揺点（記録例）

（5）ついで，開眼し片足を上げた場合（図21-2D），閉眼し片足を上げた場合（図21-2E）についても，同様に記録する．閉眼時や片足立ちの際，測定者は被験者が転ばないように気を配る．
（6）記録した各重心動揺図を別冊の所定の場所に貼る（適宜縮小コピーをする）．さらに各実験条件における，重心動揺軌跡長（総軌跡長），重心動揺面積（外周面積），単位面積軌跡長（重心動揺軌跡長/重心動揺面積）を表に記入し，棒グラフを作成する（横軸：実験条件，縦軸：各パラメーター）．

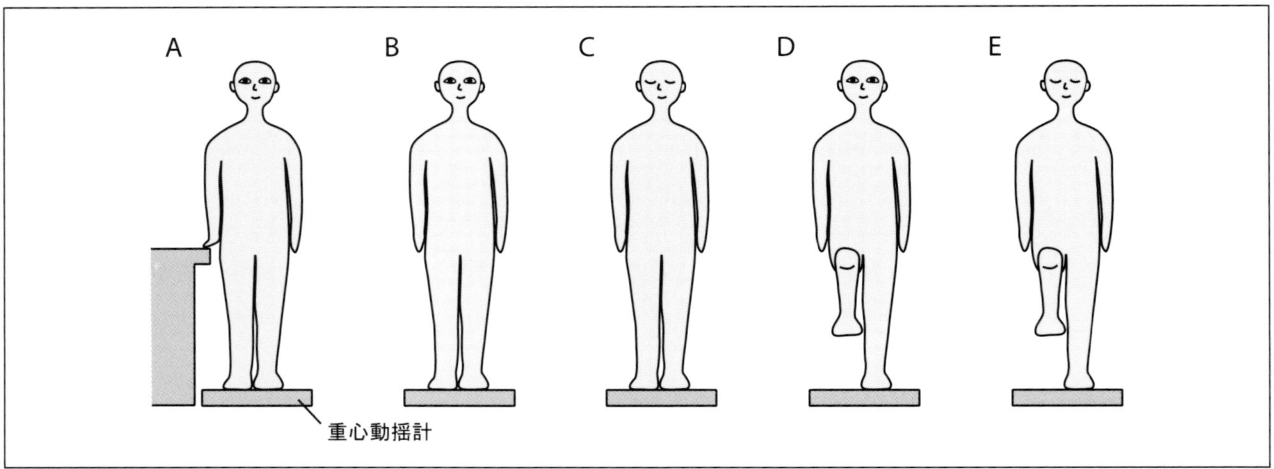

図 21-2　重心動揺の実験方法

❏ サイドメモー20　重心動揺計

重心動揺計は測定台の圧センサにより，垂直加重の動きを検出する．つまり，重心動揺計は直立状態での足底圧の垂直作用中心（足圧中心）の動きを検出する．健常人が静かに直立している状態では，足圧中心は体重心と近似する．重心動揺図の X 軸は足圧中心の左右の動き，Y 軸は前後の動きを計測したものである．重心動揺計で計測される動揺面積は，臨床評価では外周面積がよく用いられるが，矩形面積や実効面積もある．単位面積軌跡長は足圧中心の密集度（密度）を表し，単位軌跡長（総軌跡長/時間）は速度を表す．またロンベルグ率（外周面積または総軌跡長の，閉眼/開眼比）は平衡機能障害の指標として用いられる．

❑サイドメモー21　姿勢調節と平衡感覚

起立時には，抗重力筋が常時収縮して姿勢を維持している．外力によって姿勢が崩されたり，床面が傾いたりしても，視覚，平衡感覚，体性感覚情報に基づいて姿勢を維持する反応が反射的に起こる．姿勢反射は，脊髄から脳幹，大脳に至る中枢神経系の様々なレベルで統合され，頭部・眼球・体幹および四肢など身体の種々の部位の運動が調節される（図 21-3）．姿勢反射の 3 つの入力系のうち，一部が障害されても，残った入力系からの情報によってある程度姿勢を保持することが可能であるが，加齢に伴い障害の影響が増大する．

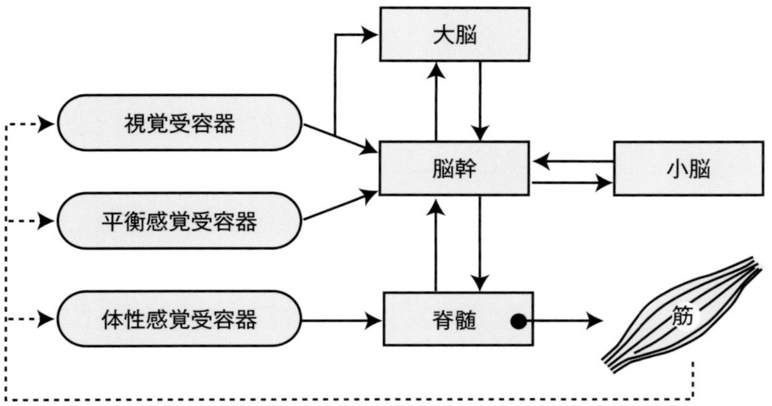

図 21-3　姿勢調節に関与する神経回路[15)]

実施21-2　平衡感覚機能に回転運動が及ぼす影響

(1) 机の上に紙とサインペンを用意する．紙は動かないようにテープで机に固定する．

(2) 被験者は目隠しをし，回転可能な椅子に楽な姿勢で座る．設置された紙にサインペンで縦に「あいうえお」と書く（図 21-4A）．

(3) 測定者は，被験者に目隠しをし，回転椅子を 20 秒間で 5 回転させて止める．

(4) 被験者は目隠ししたまま，回転停止の直後，15 秒後，30 秒後，45 秒後，……90 秒後に，それぞれ設置された紙に，できるだけまっすぐに，かつ(2)と同様の大きさで「あいうえお」と縦に書く．

＊測定中，測定者は被験者が転んだりしないように気を配る．途中で気分が悪くなるなど不快感を感じた場合は無理をせずに中止し，楽な姿勢で休息する．

(5) 安静時および回転後に書いた「あいうえお」の中心にそれぞれ縦に直線を引く（図 21-4B）．安静時の場合の中心直線を基準に，回転直後，15 秒後，30 秒後，45 秒後，……90 秒後の中心直線のズレの角度を計測して表に記入し，折れ線グラフを作成する（横軸：時間，縦軸：ズレの角度）．

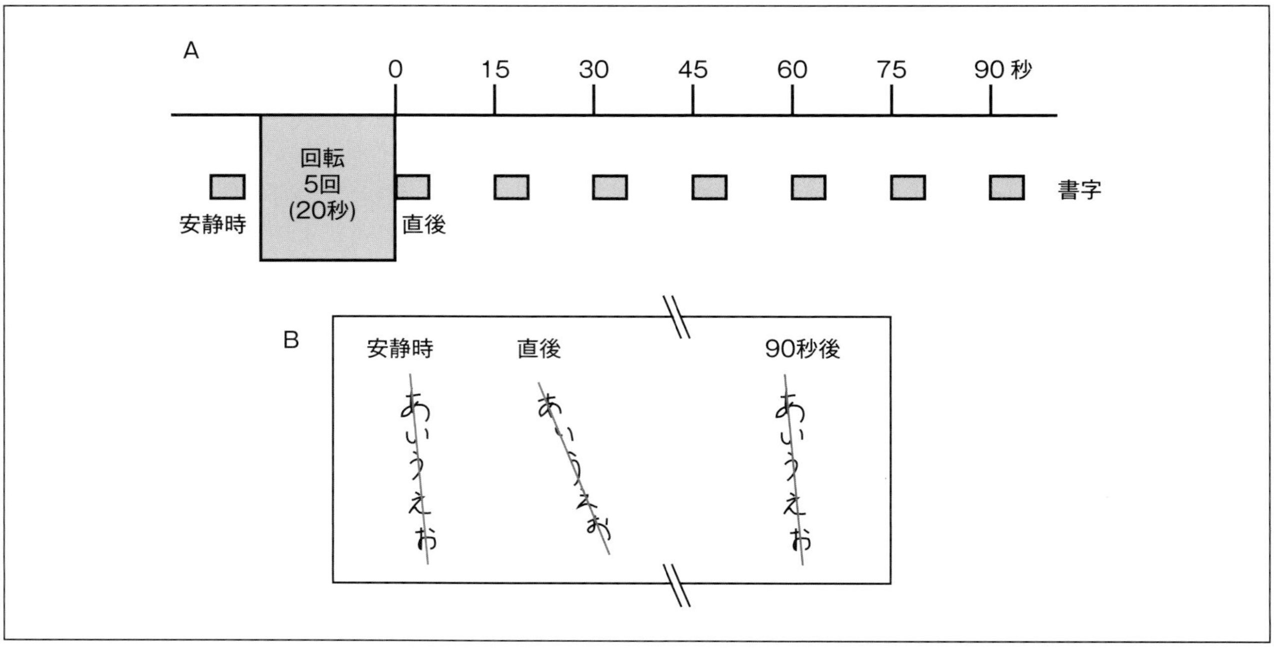

図 21-4　実施 21-2 の実習手順

レポートのポイント

1）手を机などに触れさせた場合と触れない場合，閉眼，片足を上げた場合の，各々の重心動揺図，重心動揺軌跡長，重心動揺面積，単位面積軌跡長を比較する．

2）安静時（回転運動前）に対する回転運動後の書字の中心線のズレの方向および，ズレ角度の時間経過をまとめる．

設問

1）半規管の働きを説明せよ．

2）手の物への接触の有無，閉眼，片足立ちが，重心動揺図に及ぼした変化は，どのような仕組みで起こるか．

3）回転運動が前庭器官に及ぼす影響を説明せよ．

実習 22 半透膜の性質

目的

1）半透膜を用いて浸透現象を観察する.
2）溶液の濃度と浸透圧の関係について理解する.

準備

半透膜（直径約 4 cm の筒状），クリップ，ショ糖，水，メスシリンダー，メスフラスコ，秤，洗面器，タオル，ストップウォッチ，温度計，トレーを用意する.

実施

実施 22-1 異なる濃度のショ糖溶液の調整

(1) ショ糖（分子量 342）を 25.7 g，17.1 g，8.6 g 秤量する．それぞれをメスフラスコに入れ，水を加えて 50 mL にして 1.5 mol/L，1.0 mol/L，0.5 mol/L の溶液を作製する（図 22-1）.
(2) 20 cm 程度の長さの半透膜を 5 枚用意し，水で濡らして筒状に広げ，水気を切っておく.
(3) 半透膜の一方の端（約 1 cm）を何度かねじり，クリップで止め，袋状にする．開いている方の端から 1.5 mol/L のショ糖溶液を 50 mL 入れる．袋の中になるべく空気を入れないようにしながら，開いている端をねじってクリップで止める.
(4) 同様にして，1.0 mol/L および 0.5 mol/L のショ糖溶液も，それぞれ 50 mL ずつ半透膜の袋に入れる．このとき，どの袋がどの濃度か区別できるように目印をつける.

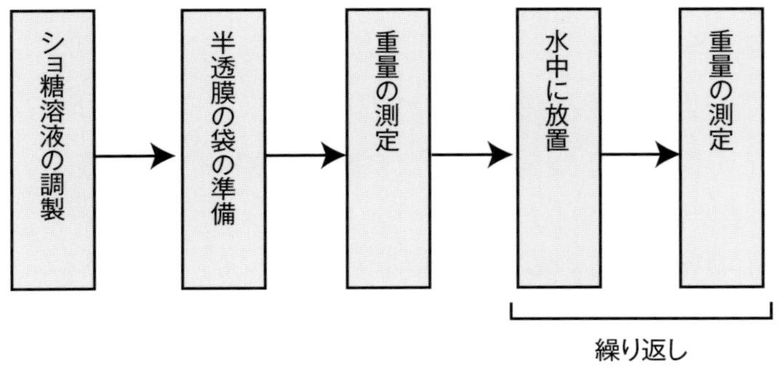

図 22-1 実施 22-1 の実験の手順

実施22-2 半透膜を介する浸透現象の観察

A　異なる濃度のショ糖液の入った半透膜の袋を水につける.

(1) 洗面器に3つの半透膜の袋が十分に浸る量の水を入れる.

(2) 各濃度のショ糖液を入れた半透膜の袋の重量を測定し，初期重量として別冊に記録する.

(3) ショ糖を入れた3つの半透膜の袋を同時に洗面器の水につけ（図22-2），この時点での水温を測定する. 5分経ったら3つの袋を同時に水中から取り出し，タオルの上で軽く水気を取ってから，それぞれの重量を秤で測定し，別冊の表に記入する.

(4) 重量を測定し終わったら再び5分間水につけ，(2)を繰り返し，5分毎の重量の変化を調べる. 全部で12回繰り返す.

(5) 別冊の表で初期重量との差（重量－初期重量；g）を計算する. 各濃度のショ糖溶液について，横軸を時間（分），縦軸を初期重量との差（g）とした折れ線グラフを作成する.

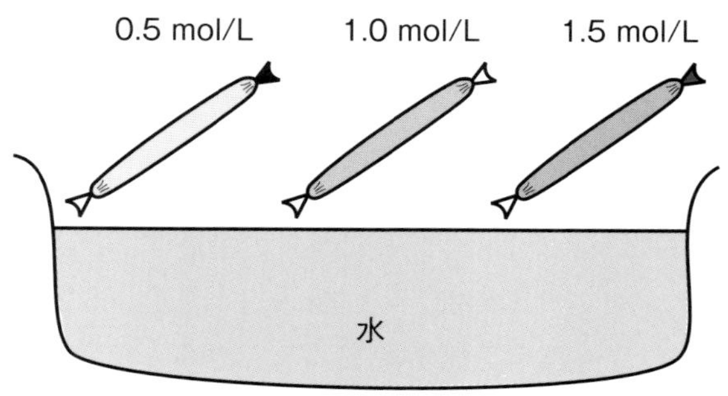

図22-2　実施22-2Aの方法の模式図

B　水の入った半透膜の袋にショ糖をかける.

(1) 半透膜の袋に水50 mLを入れたものを2つ用意し，タオルで表面の水気を取る. 2つの袋をトレーの上におき，片方の袋にショ糖5～10 gをかけ，他方の袋はそのままとし，5分後，10分後，15分後にそれぞれの袋がどうなるかを観察する.

❏サイドメモー22　モル濃度と浸透圧との関係

浸透圧P(気圧)＝cRT（c＝モル濃度，R＝0.082，T＝絶対温度）

すなわち，浸透圧はモル濃度に比例する.

[絶対温度T(K)＝t＋273(日常用いている摂氏温度をt℃とする)]

レポートのポイント

1）シヨ糖溶液を入れた半透膜の袋を水につけるとどうなったかをまとめる．シヨ糖溶液の濃度の違いは，どのように影響したか．
2）水を入れた半透膜の袋にシヨ糖をかけるとどうなったかをまとめる．

設問

1）シヨ糖溶液の入った半透膜の袋を水につけると重量が変化するのはなぜか．
2）シヨ糖溶液の濃度と浸透圧はどのような関係にあるか．

設問の解答および解説

実習 1　血圧・心拍数の測定①―安静時および体位変換

1）上腕と下腿の血圧の値が異なるのはなぜか.

上腕と下腿では高さが異なるため，下腿の血圧には，その高さの差分だけ静水圧がかかっている.

2）静水圧は血圧にどのような影響を及ぼすか.

血管内で，高さの分だけ，血液の重さによる静水圧（0.735 mmHg/cm）がかかっている．すなわち，心臓より高い位置では血圧が低くなり，心臓より低い位置では血圧が高くなる．例えば立位のとき，心臓より 120 cm 低い足首付近で血圧を測定すると，血圧の差＝0.735 mmHg/cm×120 cm≒88 mmHg なので，心臓の位置で 動脈圧が 100 mmHg の場合，足首の血圧は 188 mmHg となると想定される．ただし，仰臥位で足関節と上腕の血圧を測定して得られる ABI（ankle brachial index，足関節上腕血圧比［足首の最高血圧/上腕の最高血圧］）の値は健常人で 1.0～1.4 であり，足首の血圧は上記の計算値よりも高くなることが多い.

3）体位変換により，血圧・心拍数はどのように変化すると考えられるか.

立位になった際，血液は重力の影響で下肢に貯留するため静脈還流量が低下し，心拍出量が低下する結果，血圧が低下する．血圧の低下は頸動脈洞や大動脈弓の血管壁にある圧受容器に感受され，その情報はそれぞれ舌咽神経と迷走神経を通って延髄の循環中枢に伝えられる．その結果，反射性に心臓と血管支配の交感神経の活動が亢進し，心臓支配の迷走神経活動が低下するため，心拍数の増加と末梢血管の収縮が起こり，血圧が上昇して元に戻る（血圧低下時の圧受容器反射）．健常者では起立直後の血圧低下は 10 秒程度で回復するため，本実習方法では血圧低下を捉えられない場合が多い.

実習 2　血圧・心拍数の測定②―運動負荷および氷水刺激

1）運動負荷による最高血圧，最低血圧および心拍数の変化は，どのような仕組みで起こるか.

運動時には，大脳皮質の運動野から骨格筋への運動の指令が発せられるが，同時に視床下部を介して延髄の循環中枢にも指令が伝えられる．また，運動が始まると，活動中の骨格筋や関節からの求心性情報が循環中枢に伝えられる．その結果，循環中枢からの指令で心臓支配の交感神経活動は増加し，迷走神経活動は低下するため，心拍数と心収縮力が高まり，心拍出量が増えるため，血圧（最高血圧および平均血圧）は上昇する．ただし，運動時には骨格筋血管が代謝産物などにより拡張するため，全身の末梢血管抵抗は全体として低下する．このため，最低血圧は運動時にあまり変化しない.

2）氷水刺激による最高血圧，最低血圧および心拍数の変化は，どのような仕組みで起こるか.

氷水に手をつけると，その情報は皮膚の冷侵害受容器で感受され，冷痛覚を起こす．このとき，情報の一部は延髄の循環中枢にも伝えられる．その結果，交感神経血管収縮神経の活動が増加し，血管が収縮して血圧（最高血圧および最低血圧）が上昇する．冷痛覚刺激は心拍数増加反応も誘発するが，その一方で血圧が上昇すると，圧受容器反射が起こって心拍数を下げようとする．このため心拍数の反応は一定しない．

実習 3　心電図—深呼吸および精神負荷

1）心臓の電気的興奮はどこで発生し，どのように伝わるか．

心臓の電気的興奮は，洞房結節の細胞（ペースメーカー細胞）で発生し，洞房結節→心房筋→房室結節→ヒス束→左脚・右脚→プルキンエ線維→心室筋の順に伝えられる．

2）誘導の仕方によって，心電図にどのような違いがみられるか．

心電図は，誘導の方法と心臓軸に依存して，波形の向きや大きさが変わる（詳細はサイドメモ−3，4 参照）．

3）心電図の各波（P，QRS，T 波）および PR，QT，R-R 間隔はそれぞれ何を意味するか．

P 波は心房興奮，QRS 群は心室興奮開始，T 波は心室興奮消退の過程を表す．PR（PQ）間隔は，心房から心室への興奮の伝導時間を表し，正常範囲は 0.12〜0.20 秒である．QT 間隔は，心室の興奮の開始から消退までを示す．R-R 間隔は，1 回の心拍動にかかる時間を表す（詳細はサイドメモ−4 参照）．

4）深呼吸で心拍数が変化するのは，どのような仕組みによるか．

深呼吸の吸息時には心拍数が増加する．そのメカニズムは主に次のように考えられている．

① 肺伸展受容器からの反射：吸息時に肺伸展受容器が興奮すると，その情報は迷走神経求心性線維によって延髄の循環中枢に伝えられ，反射性に心臓迷走神経の活動が減少する．このため吸息時に心拍数が増加する．

② 呼吸中枢：吸息時には延髄の呼吸中枢からの情報により，循環中枢を介して心臓迷走神経活動が減少する．このため吸息時に心拍数が増加する．

③ 心肺部圧受容器（低圧受容器）による反射：吸息時に胸腔内圧が低下すると，心房に流入する静脈還流が増加して心肺部圧受容器の活動が増加し，その情報は迷走神経求心性線維によって延髄の循環中枢に伝えられ，反射性に心臓交感神経活動が増加し，心拍数が増加する．

5）暗算で心拍数が変化するのは，どのような仕組みによるか．

循環機能は精神的活動に伴い変化する．暗算時のように精神負荷がかかったり，精神的に緊張すると，大脳皮質，大脳辺縁系，視床下部などが働き，延髄の循環中枢を介して心臓交感神経の活動が増加して心拍数が増加する．

実習 4　呼吸数・呼吸機能の測定

1）運動負荷により呼吸数が変化するのはなぜか．

運動を始めると，筋組織などで酸素需要が増大する．運動開始と同時に，呼吸運動は速やかに増大し，その後緩やかに増大して，その運動が必要とする酸素量の摂取が可能となる．呼吸促進が起こる理由ははっきりとはわかっていないが，大脳皮質運動野からの指令が呼吸中枢に及んだり，筋や関節からの感覚神経の求心性情報による反射が起こったり，さらに運動によって生じた代謝産物が血液を介して化学受容器を刺激するためと考えられている．

2）スパイロメーターではどのような呼吸機能を測定できるか．

1回換気量，予備呼気量，予備吸気量，肺活量，努力肺活量，1秒量，1秒率，最大換気量を測定できる．

3）肺活量に影響を与える因子にはどのようなものがあるか．

肺活量は，体格，年齢，性別，生活様式などにより異なる．一般に肺活量は体格が大きい方が大きく，女性よりも男性の方が大きい．また，一般に加齢とともに肺活量は低下する．

4）フローボリューム曲線の横軸と縦軸は何か．

横軸：肺気量　　縦軸：気流速度

実習5　酸素飽和度・呼気 CO_2 の測定

1）安静時の Sp_{O_2} と ET_{CO_2} の基準範囲はいくつか．

Sp_{O_2}：96〜99％

ET_{CO_2}：37〜42 mmHg

2）息こらえにより，Sp_{O_2}・ET_{CO_2} はどうなるか．それはどのような理由によるか．

息こらえをすると Sp_{O_2} は低下し，ET_{CO_2} は増加する．息をこらえている間，肺での O_2 の取り込み・CO_2 の排出は行われなくなるが，組織では O_2 消費・CO_2 産生が行われる．このため血中の酸素化ヘモグロビンが減少し，Sp_{O_2} が低下する．同時に血中 CO_2 が増加し，ET_{CO_2} も増加する．

3）運動負荷により，Sp_{O_2} はどうなるか．それはどのような仕組みによるか．

運動負荷により，健常人では Sp_{O_2} はほとんど変化しない．これは，運動を開始すると筋組織での O_2 消費が高まるが，速やかに呼吸が増加して十分な O_2 が供給されるためである．

実習6　血液の観察

1）各血球はどのような形状で，大きさ（直径）はどれくらいか．

① **赤血球**：直径約7〜8 μm，厚さ約1〜2 μm の円盤状で，両面の中央がくぼんだ形である．核をもたない．

② **白血球**：白血球は一般に赤血球より大きく，核を持ち，ほぼ円形である．顆粒球（好中球と好酸球と好塩基球，直径約10〜18 μm），単球（直径約13〜21 μm），リンパ球（T細胞とB細胞，直径約7〜16 μm）に分けられる．好酸球は細胞質の顆粒がエオジン（赤い色素）により，好塩基球はメチレンブルー（青色）により，好中球は中性色素により染まる．ただし，好

塩基球の顆粒は水に溶解しやすいため，染色の際に水洗すると観察できなくなる．若い好中球の核は杆状であるが，成熟すると2〜3に分かれた分葉核（分節核）になる．好酸球の核は2つの卵円形に分かれた分葉核であることが多く，好塩基球の核は不定形である．単球は顆粒球よりも若干大きく，細胞質には比較的少量の顆粒を持ち，核は腎臓形あるいは馬蹄形であることが多い．リンパ球は核の大きさに比べて細胞質が少なく，核は円形であることが多い．

③ **血小板**：直径2〜5 μm の円盤状をした無核の細胞である．

2）各血球はどのような機能をもつか．

① **赤血球**：主な役割はヘモグロビンによる酸素運搬である．二酸化炭素の運搬や pH 調節にも関与する．

② **白血球**：食作用や抗体産生などの生体防御機能を持つ．

好中球は顆粒球の大部分を占め，細菌や異物が体内に侵入したとき，それらを細胞内に取り込んで分解する作用（食作用）をもつ．**好酸球**と**好塩基球**は，細菌などが侵入した際に，細胞毒性を持つ物質や炎症を引き起こす物質を放出する．**単球**は好中球と同様に食作用をもつ．ウイルスや病原菌のような抗原が生体に入ると，**T 細胞**はウイルスに感染した細胞を破壊する．他方，**B 細胞**は形質細胞に分化して，抗体を産生し，抗体が抗原に結合してその働きを失わせる．

③ **血小板**：止血作用をもつ．血管壁が傷害されると，血小板がそこに集まり血小板血栓を形成する．

実習 7　血球数とヘマトクリット値の計測

1）赤血球数，白血球数，ヘマトクリット値の基準値（基準範囲）はいくつか．

血液検査の基準値は施設によって多少の差がみられる．日本臨床検査標準協議会による「共用基準範囲」は，血液 1 mm^3（1 μL）中の赤血球は成人男子で 435〜555 万，女子で 386〜492 万，白血球数は平均 3,300〜8,600 である．ヘマトクリット値は，成人男子で 40.7〜50.1%，成人女子で 35.1〜44.4% である．

2）溶血はどのようなしくみで起こるか．

赤血球膜が壊れ，内部のヘモグロビンが細胞外に流出する現象を溶血という．細胞外に流出したヘモグロビンは分解されるため，酸素を運ぶ機能を失う．溶血は様々な原因で起こる．例えば，赤血球を低張液（細胞外液よりも浸透圧の低い溶液）に入れると，水が赤血球内に入って赤血球が膨張し，細胞膜が破れて溶血を起こす．このため，本実習において蒸留水（低張液）で希釈した血液は溶血を起こしたのである．これが水を静脈注射してはいけない理由である．溶血は細菌の毒素や血液型不適合輸血などによっても起こる．

実習 8　消化液の作用

1）唾液アミラーゼはどのような働きを持つか．

アミラーゼ：デンプンをマルトースに分解する．

2）ペプシンとトリプシンはどのような働きを持つか.

ペプシンとトリプシンはタンパク質のペプチド鎖を加水分解する.

3）酵素の作用と温度にはどのような関係があるか.

酵素は生体内の化学反応の触媒として働く物質である. 酵素の働きは温度の影響を受ける. 一般に35～40℃で最もよく働く.

4）酵素の作用とpHにはどのような関係があるか.

酵素の働きはpHの影響を受ける. 多くの酵素は中性付近で最もよく働くが, ペプシンは強酸性（pH 1.5付近）, トリプシンは弱アルカリ性（pH 8付近）で最もよく働く.

実習 9　体温の測定—深部体温と皮膚温

1）深部体温は腋窩温, 口腔温, 鼓膜温でどのように異なるか.

健康成人の体温は, 腋窩温で36.0～36.7℃, 口腔温は36.5～37.0 ℃, 直腸温は37.0～37.5℃, 鼓膜温は直腸温とほぼ同じである. すなわち, 腋窩温＜口腔温＜直腸温（鼓膜温）の順で約0.5℃ずつ異なる. 腋窩温は皮膚温であるが, 腋窩で5分間以上測定することによって, 外気温に影響されにくくなり, 核心温度の目安として用いることができる.

2）安静時の皮膚温の部位差は, 環境温度が20℃のときと35℃のとき, それぞれどうなるか.

皮膚温は身体部位によって大きく異なり, 一般に体幹部から四肢に向かって, 末梢にいくほど低温となる. 環境温度が20℃のときは頭部・体幹部中心領域の皮膚温は核心温度に近いが, 四肢の末梢に向かって皮膚温度は低下し, 先端では10℃くらい低くなる. これに対して35℃のときは, 核心温度に保たれる皮膚の領域が広がり, 四肢の先端でも35℃に保たれる.

3）下肢温水浴により深部体温と身体各部位の皮膚温が変化するのはどのような機序によるか.

下肢温水浴により血液が温められ, その熱が血流により全身に運ばれて, 深部体温と身体各部位の皮膚温が上昇すると考えられる. ただし, 下肢温水浴で深部体温が上昇した結果, 体温調節中枢が働いて発汗が起こると, 汗が蒸発するときに気化熱が奪われ, 皮膚温が低下することもある.

4）運動により深部体温と皮膚温にどのような変化がみられるか.

運動による骨格筋の収縮に伴い産熱が起こるため, 深部体温が上昇する. この情報は視床下部の体温調節中枢に伝えられる. その結果, 皮膚血管支配の交感神経活動が減少することにより皮膚血管が拡張して皮膚血流が増加し, それによって皮膚温が上昇して, 皮膚からの放熱が盛んになる. 一方では, 体温調節中枢からの指令により, 汗腺支配の交感神経活動が増加して発汗が盛んになる. 汗が蒸発して皮膚表面から気化熱が奪われると, 皮膚温は低下する. 皮膚からの放熱が盛んになることで, 深部体温は低下して元に戻る.

5）発汗が体温にどのように関わっているのか.

発汗は汗腺からの分泌現象で, 汗の蒸発により体熱から気化熱を奪い, 体温を低下させる（上記設問3, 4の解説を参照）.

実習 10　温熱性発汗

温熱性発汗による体温調節はどのような仕組みによるか.

温熱性発汗は視床下部の体温調節中枢によって統御される．外気温が上昇すると皮膚の温受容器からの情報が，視床を介して大脳皮質感覚野に伝えられて温覚を起こすとともに，視床下部の体温調節中枢にも伝えられる．また深部体温の上昇は視床下部の温ニューロンによって感受される．体温調節中枢はこれらの情報を統合処理し，汗腺に対しては汗腺支配の交感神経活動を亢進させて発汗（温熱性発汗）を起こす．その結果，汗が蒸発する際に体熱の放散が促されるため，体温の上昇が防がれ，体温は安定に保たれる．

実習 11　精神性発汗

精神性発汗が起こるのはどのような仕組みによるか.

精神性発汗には，大脳皮質や大脳辺縁系・視床下部が関与する．精神的に緊張したり感動したりする際に，これらの脳領域からの情報により，特に手掌や足底の汗腺を支配する交感神経の活動が高まり，その結果，これらの部位で発汗が起こる．精神性発汗は，手掌や足底に適当な湿り気を与え，作業しやすくすると考えられる．

実習 12　腎臓における尿生成

1）多量に水を摂取すると，尿量が変化するのはなぜか.

多量に水を摂取すると体液量（細胞外液量）が増加し，体液の浸透圧が低下する．細胞外液量の増加は心肺部圧受容器によって感受され，また浸透圧の低下は視床下部にある浸透圧受容器によって感受される．その結果，下垂体後葉からのバソプレシン分泌が減少して，腎臓における水の再吸収が減少するため尿量は増加し，細胞外液量が減少して，浸透圧は上昇して元に戻る．

2）同じ量の水と生理食塩水を飲んだとき，飲水後の尿量に違いが生じるのはなぜか.

同じ量の水と生理食塩水を飲んだとき，どちらも体液量が増加して心肺部圧受容器が働いて尿量が増加する．水の場合は体液の浸透圧が低下して浸透圧受容器も働いて水利尿も起こるため，さらに尿量が増加する．一方，生理食塩水の場合は体液の浸透圧は変わらないため，水の時ほど尿量は増加しない．

実習 13　血糖値の測定―糖負荷と運動負荷

1）日本糖尿病学会による空腹時および糖負荷２時間後の血糖値は，正常型，境界型，糖尿病型において，それぞれいくつか.

空腹時血糖値

正常型　110 mg/dL 未満

境界型　110〜125 mg/dL（糖尿病型と正常型の境界で，糖尿病への移行率が高い）
糖尿病型　126 mg/dL 以上
糖負荷 2 時間後の血糖値
正常型　140 mg/dL 未満
境界型　140〜199 mg/dL（糖尿病型と正常型の境界で，糖尿病への移行率が高い）
糖尿病型　200 mg/dL 以上　（糖尿病治療ガイド 2016-2017）

2）運動による血糖値の変化は，どのような仕組みで起こるか．

運動により筋細胞などでのグルコースの利用が増加するため，血糖値の低下が早まる．

3）血糖値が上昇したとき，低下したときに，血糖値はどのような仕組みで調節されるか．

血糖値が正常レベルより上昇すると，膵臓からのインスリン分泌が増加して筋細胞などへのグルコースの取り込みを高める．その結果，血糖値は低下して正常レベルに戻る．一方，血糖値が正常レベルより低下すると，膵臓からグルカゴン，副腎髄質からカテコールアミンの分泌が増加して肝臓に作用し，蓄えられていたグリコーゲンをグルコースに分解する．その結果，血糖値は上昇して正常レベルに戻る．

実習 14　随意運動と表面筋電図

1）筋電図は筋がどのような状態のときに発生するか．

筋電図は，筋が収縮するときに収縮に先立って発生する．

2）筋の収縮力が変化すると，表面筋電図はどのように変化するか．このような現象がみられるのはなぜか．

筋の収縮力が強くなると，筋電図の振幅は大きくなる．これは収縮する筋線維の数が増えるからである．1 つの筋細胞で考えると，活動電位の大きさは一定である（全か無かの法則）．しかし，例えば上腕二頭筋を収縮させるとき，収縮力を徐々に強めていくと，収縮に参加する筋線維の数が徐々に増えてくる．表面筋電図は，体表から多数の筋線維の活動をまとめて記録しているので，活動する筋線維の数が増えると，振幅が大きくなって記録される．

3）屈筋と伸筋はそれぞれどのように働くか．

屈筋は関節を屈曲させ，伸筋は関節を伸展させるように働く．

実習 15　運動神経伝導速度

1）誘発筋電図（M 波）の潜時が，神経の刺激部位の違いによって変化したのはなぜか．

神経の刺激部位が記録部位から遠いほど，興奮が伝わるのに時間がかかり，潜時が長くなる．

2）神経線維はどのように分類されるか．また各線維はどのような機能を担うか．

神経の伝導速度は線維の直径が大きいほど速い．神経線維は伝導速度の速い方から順に A，B，

C と名付けられ，A 線維群はさらに Aα，Aβ，Aγ，Aδ の 4 群に分類されている．

A 線維：有髄線維で運動および感覚に関する信号を伝える．

B 線維：有髄線維で自律神経節前線維である．

C 線維：無髄線維で痛覚，温度覚などの一部を伝える．自律神経節後線維も C 線維である．

実習 16　皮膚感覚—感覚点の分布，2 点弁別閾

1）身体の部位による触点と痛点の密度の違いを説明せよ．

触点の分布密度は身体部位によって著しく異なり，手指や口唇では高く，上腕・大腿・背部などでは低い．平均すると皮膚 1 cm^2 当たり 25 程度である．これに対して痛点の分布密度は平均 100〜200/cm^2 程度と多く，分布密度の部位差は触点ほどはっきりとしていない．痛覚刺激の閾値は，角質層が厚い部位（踵など）で高いことが知られている．

2）冷却は皮膚感覚にどのような影響を及ぼすか．

皮膚を冷却すると感覚は鈍くなる．冷却療法は局所を冷却することで痛覚の情報を遮断するのに役立つ．

3）身体の部位によって 2 点弁別閾が異なるのはなぜか．

触圧覚受容器の密度や大脳皮質感覚野の広さと関連すると考えられている．

実習 17　視覚機能の測定—盲斑，対光反射

1）盲斑（盲点）が生じるのはなぜか．

網膜の視神経乳頭部には視細胞がないため，ここに像が結ばれても見えず，片眼でみたとき視野の中に盲斑が生じる．両眼視では両眼の視野が重なり合って盲斑はなくなる．

2）対光反射はどのような仕組みで起こるか．

光が眼に入ると，反射的に瞳孔括約筋支配の副交感神経活動が高まり，縮瞳が起こる．一側の眼に光が入ると，両側に縮瞳が起こる．

実習 18　味覚機能の測定

1）味覚の認知閾（モル濃度）の違いから，どのようなことが考えられるか．

認知閾のモル濃度が低いということは，より少ない分子に対して味覚が生じることを意味する．一般に，甘味や塩味よりも苦味や酸味の方が閾値が低い（表 18-1 参照）．毒物や腐敗したものは苦味や酸味があることが多いので，危険なシグナルに対する感受性が高いと考えられる．

2）温度によりショ糖（甘味）の認知閾が異なる仕組みを説明せよ．

一般に，ショ糖の甘味の感受性は温度が低いと低下する（閾値が上昇する）．甘味の感受性が

温度に依存する現象は，甘味受容体の情報伝達機構に関わるナトリウムチャネル（TRPM5）の活性に温度依存性があり，体温付近で最も活性化する性質を持つことが関与すると考えられている．

実習 19　嗅覚機能の測定

1）嗅覚の順応について説明せよ．

あるにおいを持続的に嗅いでいると，そのにおいの感覚が次第に低下してくる．これを嗅覚の順応といい，非常に速い．あるにおいに対して順応が起こっていても，他のにおいは感じうる．

2）酢のような刺激臭，焦げたにおい，腐敗臭の知覚は生体にどのような意味があるか．

刺激臭の知覚は生体にとって有害な物質を検出する，焦げたにおいの知覚は周囲で起きている火事などを検出する，腐敗臭の知覚は腐敗した食物を摂取しないようにするなど，身を守る役割を持つ．

実習 20　聴覚機能の測定

1）音波とは何か．

耳が感受できる空気中での縦方向の微小な圧力振動を音波という．周波数を Hz で示す．伝導速度は気温 15℃，1 気圧で約 340 m/s（1,224 km/h，マッハ 1）である．可聴周波数範囲はおおよそ 20～20,000 Hz である．音の高さは周波数が増加するほど上がる．

2）空気伝導音と骨伝導音を説明せよ．

空気伝導音：空気の振動が鼓膜，耳小骨を介して内耳（前庭階の外リンパ）に伝えられて生じる音の感覚である．

骨伝導音：頭蓋骨の振動が直接内耳に伝わって生じる音の感覚である．例えば音叉のような振動体を頭蓋骨の上に直接置くと生じる．

3）伝音難聴と感音難聴 を説明せよ．

伝音難聴は音を伝える外耳・中耳の障害が原因で，感音難聴は音を感受して脳に伝える内耳・聴覚伝導路の障害が原因で起こる聴覚の障害である．いずれも音が聞こえにくくなる．

実習 21　平衡感覚機能の測定

1）半規管の働きを説明せよ．

半規管は前半規管，後半規管，外側半規管よりなり，互いにほぼ垂直に交わる．半規管は運動時に頭部がどの方向に回転しているかという動的平衡感覚を感受する．

2）手の物への接触の有無，閉眼，片足立ちが重心動揺図に及ぼした変化は，どのような仕組みで起こるか．

立位姿勢を保持する場合，体性感覚受容器，視覚受容器，平衡感覚受容器からの情報に基づいて，反射性に抗重力筋の収縮が調節されて，姿勢が維持される（姿勢反射）．このため，手の物への接触を無くして体性感覚入力を除いたり，閉眼により視覚入力を除いたりすると，姿勢維持が困難となる．片足立ちをすると下肢の筋力がより必要となり姿勢維持が難しくなるため，体性感覚入力や視覚入力の欠如の影響は大きくなりやすい（サイドメモ－21　姿勢調節と平衡感覚を参照）．

3）回転運動が前庭器官に及ぼす影響を説明せよ．

回転運動の加速度は前庭器官の半規管により感受される．回転加速度があるときには，半規管の中のリンパが回転にともなって相対的流れを起こし，半規管内の有毛細胞が刺激される（たわむ）．持続した回転運動が停止すると，有毛細胞は逆方向にたわみ，ゆっくりと（10～30 秒かけて）静止の位置に戻る．

実習 22　半透膜の性質

1）ショ糖溶液の入った半透膜の袋を水につけると重量が変化するのはなぜか．

洗面器の水が半透膜を通って袋の中に入って重くなる．その理由は，半透膜の小孔は小さいのでショ糖（溶質）は通れないが，水（溶媒）は通ることができるので，水が溶質濃度の高い半透膜の袋の中に移動（浸透）するからである．

2）ショ糖溶液の濃度と浸透圧はどのような関係にあるか．

比例関係にあり，ショ糖の濃度が高いほど浸透圧が高くなり，水の移動が大きく（速く）なる（サイドメモ－22 を参照）．

生理学実習 NAVI　第 3 版
別冊実習ノート付　　ISBN978-4-263-24094-6

2007 年 3 月 20 日　第 1 版第 1 刷発行
2016 年 1 月 10 日　第 1 版第 7 刷発行
2017 年 1 月 10 日　第 2 版第 1 刷発行
2022 年 3 月 25 日　第 2 版第 6 刷発行
2023 年 1 月 10 日　第 3 版第 1 刷発行

監　修　大　橋　敦　子

発行者　白　石　泰　夫

発行所　**医歯薬出版株式会社**

〒113-8612　東京都文京区本駒込1-7-10
TEL.（03）5395-7641（編集）・7616（販売）
FAX.（03）5395-7624（編集）・8563（販売）
https://www.ishiyaku.co.jp/
郵便振替番号　00190-5-13816

乱丁，落丁の際はお取り替えいたします　　印刷・永和印刷／製本・皆川製本所